Prácticas en Salud Mental infantojuvenil

Entre la hospitalidad y el hospitalismo

Michalewicz, Alejandro
Prácticas en salud mental infantojuvenil: entre la hospitalidad y el hospitalismo / Alejandro Michalewicz; prólogo de Alicia Stolkiner - 1a ed. - Ciudad Autónoma de Buenos Aires: Centro de Publicaciones Educativas y Material Didáctico, 2016.
112 p. ; 22,5x15,5 cm. - (Conjunciones / Daniel Horacio Kaplan; 40)

ISBN 978-987-538-485-9

1. Salud Mental. 2. Psicología Infantil. 3. Adolescencia.
I. Stolkiner, Alicia, prolog. II. Título.
CDD 362.2

Colección Conjunciones
Corrección de estilo: Liliana Szwarcer
Diagramación: Déborah Glezer
Diseño de tapa: Andrea Melle

1° edición, agosto de 2016

noveduc libros
© del Centro de Publicaciones Educativas y Material Didáctico S.R.L.
Av. Corrientes 4345 (C1195AAC) Buenos Aires - Argentina
Tel.: (54 11) 5278-2200
E-mail: contacto@noveduc.com
www.noveduc.com

I.S.B.N. Nº 978-987-538-485-9

Queda hecho el depósito que establece la Ley 11.723
Impreso en Argentina - Printed in Argentina

Alejandro Michalewicz

Prácticas en Salud Mental infantojuvenil

Entre la hospitalidad y el hospitalismo

noveduc

Alejandro Michalewicz. Licenciado en Psicología (Universidad de Buenos Aires). Realizó su residencia en Salud Mental infantojuvenil en la Ciudad de Buenos Aires. Es docente e investigador de la Cátedra II de Salud Pública/Salud Mental de la Facultad de Psicología (Universidad de Buenos Aires). Participa como investigador del estudio "Evaluación de los servicios en Salud Mental en la niñez y sus modalidades de cuidado en las provincias de Buenos Aires, Chubut y Jujuy: su adecuación a la Ley Nacional de Salud Mental", financiado por Salud Investiga y con coordinación en la Universidad Nacional de Lanús. Se desempeña como psicólogo en un centro de Atención Primaria de la Salud del municipio de San Martín. Realiza atención psicológica con orientación psicoanalítica de niños, adolescentes y adultos en su consultorio privado. C.e.: alejandromicha@gmail.com

Alicia Stolkiner. Licenciada en Psicología, especializada en Salud Pública con orientación en Salud Mental. Es profesora titular de la Cátedra II de Salud Pública/Salud Mental de la Facultad de Psicología de la Universidad de Buenos Aires; profesora del Doctorado Internacional y de la Maestría en Salud Mental Comunitaria de la Universidad Nacional de Lanús, además de otros posgrados nacionales y extranjeros. Es investigadora categorizada I, directora de Proyectos de Investigación UBACyT, de la Universidad de Buenos Aires y de otras entidades del país y el exterior. También se desempeña como coordinadora del Equipo Interdisciplinario Auxiliar de la Justicia de la Comisión Nacional por el Derecho a la Identidad (CONADI), de la Secretaría de Derechos Humanos. Fue coordinadora del Nodo Argentina de la Red de Investigación en Sistemas y Servicios de Salud del Cono Sur, y presidente de la International Association of Health Policies. Es miembro de la Asociación Latinoamericana de Medicina Social (ALAMES) desde 1986.

Melina Trajtenberg. Licenciada en Psicología (Universidad de Buenos Aires). Realizó su residencia en Salud Mental infantojuvenil en la Ciudad de Buenos Aires. Desde hace varios años trabaja con niños, niñas y adolescentes en situación de vulnerabilidad de derechos, brindando talleres y atención en el ámbito hospitalario y de hogares convivenciales. Actualmente se desempeña como psicóloga en la Asociación Civil Doncel y realiza atención psicológica con orientación psicoanalítica de niños, adolescentes y adultos en su consultorio privado.

Juan Noel Varela. Abogado (Universidad de Buenos Aires), especialista en Derecho Penal (Universidad Austral) y coordinador de la Escena Criminal (Procuración General de la Nación). Se desempeña como Secretario de Fiscalía de Primera Instancia en la Procuración General de la Nación.

A mis queridísimos abuelos Mario y Esther

Agradecimientos

A la Prof. Alicia Stolkiner, por su invaluable guía y acompañamiento a lo largo de todos estos años. Y por el enorme honor que me hizo al prologar este libro.

A la Dra. Alejandra Barcala, por su gran generosidad. Por haberme apoyado y ayudado en cada paso que he dado en el campo de la Salud Mental infantojuvenil.

A Julieta Obiols, por su compañía y su fundamental orientación en los inicios de mi recorrido profesional.

A Juan Noel Varela, por su importante contribución al capítulo que más me costó escribir.

A Silvina García Guevara, por su paciencia y su decisivo aporte en la edición de esta publicación.

A mis amigos, familiares, colegas y otros compañeros de ruta con quienes he compartido alegrías, tristezas, conversaciones y silencios, por la fuerza vital de los buenos encuentros.

A mi tía Silvia Michalewicz, por una charla y un consejo sin los cuales este libro nunca hubiera podido existir.

A mis padres y mi hermana Florencia, por su apoyo incondicional.

A Melina Trajtenberg, mi gran compañera en la vida, la vocación y otros viajes.

Institucionalmente, una parte importante de este trabajo pudo ser realizada gracias a la participación del autor en el proyecto UBACyT 20020130100543BA (programación 2014-2017) con sede en la Facultad de Psicología, y financiamiento de la Secretaría de Ciencia y Técnica de la Universidad de Buenos Aires. Dicho proyecto es dirigido por la profesora Alicia Stolkiner.

Índice

Prólogo

Como si el lugar del que se tratara la hospitalidad fuera un lugar que no perteneciese originalmente ni al anfitrión ni al invitado, sino al gesto mediante el cual uno da acogida al otro –incluso y sobre todo si uno mismo no tiene morada a partir de la cual pueda ser pensada esta acogida–.

Anne Dufourmantelle, 2000.

El título de este libro define ya su recorrido. Las prácticas en Salud Mental –así denominé un viejo trabajo con el que comencé mi actividad académica en Buenos Aires (Stolkiner, 1988)– refieren a los agentes, acciones y sentidos que configuran un campo heterogéneo y contradictorio. En él, el antagonismo central entre objetivación y subjetivación tiene una de sus manifestaciones en la tensión entre hospitalidad y "hospitalismo".

No casualmente, René Spitz mostró, en este último, la capacidad de destrucción subjetiva y física que podía tener una práctica institucionalizada, paradójicamente destinada a la curación. También no casualmente los sujetos que observó Spitz eran niños, y es sobre ellos en su posición de "asistidos" en las instituciones de Salud Mental, en su posición de objetos y/o de sujetos (y de sujetos de Derecho), que el texto trata e indaga, armando trama entre la producción conceptual y las experiencias en las prácticas cotidianas. He afirmado en alguna oportunidad que "un niño es un extranjero que formula su pregunta desde un territorio del que hemos sido desterrados, en una lengua que olvidamos. Por ello hospedarlo, escucharlo, requiere un particular despojamiento" (Stolkiner, 2013, pág. 73) que el autor logra, alojando preguntas ineludibles pero frecuentemente negadas. Se trata de preguntas que son producidas a partir de una indeclinable fidelidad al valor de la palabra de los niños y que son formuladas desde un referencial teórico complejo puesto al servicio de la desnaturalización de lo obvio instituido.

Todos los días, las prácticas cotidianas de los servicios de salud producen saberes; no tan frecuentemente sus actores se detienen a transformarlos en conocimientos, reflexiva y metódicamente. Por su parte, la academia suele producir conocimientos que adolecen de falta de enlace con las preguntas –origen ineludible de toda elaboración teórica– que podrían surgir en dichas prácticas cotidianas. Los agentes de los servicios están generalmente acuciados por las demandas y la urgencia de la respuesta asistencial. Los académicos suelen estar riesgosamente atraídos por la posibilidad de darle un giro escolástico a su producción y también urgidos por la exigencia de "productividad" cuantitativa que hoy amenaza la posibilidad de pensar durante la investigación.

Ante la necesidad de cumplir con la cuota necesaria de publicaciones en revistas de impacto, los investigadores nos vemos tentados a permanecer en la cómoda morada de las herramientas teóricas y metodológicas conocidas y consensuadas, en lugar de arriesgarnos a traspasarlas e innovar. Por su parte, también los profesionales en los servicios suelen eludir el riesgo de conmoción de sus teorías y postulados al que cada sujeto singular y su padecimiento convocan, en el marco de una condición político-institucional que opera en esa práctica y que debe ser incorporada a la definición y comprensión del problema. Y, sin embargo, bien nos recuerdan Derrida y Dufourmantelle (2000), que alojar y amparar no se hace sino a costa de enfrentarse al propio desamparo y de abrirse al riesgo "patricida" de la pregunta del otro, del "extranjero". No es posible alojar la pregunta que funda el lazo de hospitalidad sin dejar que ella interpele la precariedad de los propios postulados.

Uno de los principales méritos de los escritos que componen este libro es que enlaza ambos espacios, prácticas en servicios y recursos académicos de investigación, indagando con riesgo y valor. El autor se desdobla en su función de profesional y de participante-observador/investigador. Si bien los textos no son producto de un "plan de investigación" en el sentido estricto del término, se nota en ellos la posición de investigador, uno de cuyos aspectos fundamentales es justamente la "reflexividad" o sea (sintetizando un rico debate sobre este concepto), "la instalación de una autoexploración crítica de las propias interpretaciones del material empírico (incluyendo su construcción)" (Alvesson y Sköldberg, 2000: 6). Una vez reconocida la imposibilidad de un conocimiento objetivo sin sujeto de enunciación, como lo soñó el positivismo, solamente queda la vuelta a la inclusión de ese sujeto como parte del objeto de estudio.

Hemos tenido el gusto de acompañar a Alejandro Michalewicz en el equipo docente de la II Cátedra de Salud Pública/Salud Mental de la Facultad de Psicología de la Universidad de Buenos Aires y en el equipo de investigación de UBACyT que dirijo. Luego, combinó esa experiencia con el recorrido como residente en Salud Mental infantojuvenil. A ello le sumó sus propias indagaciones situadas en el punto de enlace conceptual entre la práctica clínica y los dispositivos y formas institucionales en que la misma sucede. Hay capítulos en coautoría con Melina Trajtenberg y con Juan Noel Varela, donde se evidencia que, coherentemente, esta producción –como todas– es una síntesis singular de una actividad común, colectiva. También lo común aparece en la referencia a autores como Alejandra Barcala y Leandro Luciani Conde, quienes fueran compañeros de actividades de investigación y docencia, y cuya producción se centra en la relación entre subjetividad y derechos en la infancia atravesada por dispositivos de salud mental.

Considero que este es un libro de lectura y debate necesario para quienes pertenecemos y trabajamos en el campo de la Salud Mental, especialmente para quienes lo hacen con personas que no han llegado a la edad adulta. Cuando se revisan los capítulos de este texto, se hace evidente que cada uno va abordando nudos centrales de las prácticas que se indagan: la "gravedad" y los "casos sociales", la internación, la "contención física", las formas de respuesta "burocráticas" o "clínicas". Suma, con audacia, una reflexión sobre el diagnóstico psiquiátrico –debate ineludible hoy– y finaliza poniendo en escena la problemática de los profesionales que trabajan cotidianamente en instituciones de salud mental. Para cada uno de esos aspectos recurre a un referencial teórico diverso pero congruente, una multirreferencialidad necesaria frente a la complejidad del objeto de estudio abordado. También lo hace considerando el marco jurídico actual, que provee para su exigibilidad –esto quiere decir, para abogar por su efectivización de manera colectiva– herramientas de derecho entre las cuales se destaca la Ley de Protección Integral de los Derechos de Niñas, Niños y Adolescentes y la Ley Nacional de Salud Mental.

El formato "viñeta", tan caro a las presentaciones clínicas hospitalarias y que en nuestra jerga de investigación serían "fragmentos narrativos", está utilizado en estos textos de la mejor manera. No se lo inserta para mostrar la "veracidad" de la teoría, ni para "ejemplificar" un concepto, práctica común en las publicaciones clínicas. Cada relato lo es de una "experiencia" no de un "caso". Al respecto escribe Giorgio Agamben: "La expropiación de la experiencia estaba implícita en el proyecto fundamental de la ciencia moderna. La experiencia, si se encuentra espontáneamente se la llama 'caso', si es expresamente buscada toma el nombre de 'experimento'". Y agrega que "la experiencia es incompatible con la certeza, y una experiencia convertida en calculable y cierta pierde inmediatamente su autoridad" (Agamben, 2007, pág 13-14). Cada una de esas narrativas implica al autor en el camino mismo en el que esa experiencia lo precipitó a una pregunta y nos invita a acompañarlo en la formulación y en un proceso de comprensión. La voz y el cuerpo de los niños está presente en ellas de una manera en sí subjetivante.

No me queda sino agradecer a Alejandro que me haya invitado a escribir este prólogo y, de esta manera, participar de su trabajo. Hay un momento vital en que los hijos comienzan a cuidar de los padres y los profesores a citar a quienes fueron sus alumnos. Este libro formará parte de los textos que referenciaré en mi producción futura.

Alicia Stolkiner

Introducción

El propósito de este libro es plantear un debate en relación a ciertas prácticas profesionales a partir de las cuales suele abordarse el sufrimiento psicosocial de niños, niñas y adolescentes en la actualidad. Dichas prácticas forman parte de un campo de la Salud Mental que se caracteriza por su heterogeneidad y por estar atravesado por profundas contradicciones.

Siguiendo los lineamientos de la medicina social/salud colectiva latinoamericanas, consideramos al proceso *salud-enfermedad-atención/cuidado* como un objeto complejo. Así pues, las formas de intervención sobre las enfermedades y los padecimientos que produce una sociedad determinada constituyen un componente que no puede ni debe excluirse del análisis sobre los modos en que las personas viven, se enferman y mueren.

Emiliano Galende (2015) sostiene, refiriéndose al ámbito de la atención en Salud Mental, que tanto los servicios como las prácticas que realizan los profesionales forman parte determinante de la evolución de las problemáticas de los sujetos. Es por ello que proponemos hacer foco en cuestiones como las internaciones, la sujeción mecánica "terapéutica", los usos y abusos de "los diagnósticos", las derivaciones "a la deriva" y la (des)articulación intersectorial, entre otras, con el objetivo de repensar concepciones y prácticas profundamente iatrogénicas que muchas veces se encuentran naturalizadas por algunos actores del campo como la única alternativa posible.

Los textos que componen el libro se encuentran organizados en tres partes y un epílogo.

La primera parte se titula "Gravedad en la clínica, dificultades en el abordaje". Se trata de dos términos yuxtapuestos que, tanto juntos como separados, se escuchan cada vez con mayor frecuencia en el discurso de los profesionales del campo de la Salud Mental. Resulta preciso, entonces, interrogar dichos términos, tanto en sí mismos como en las relaciones que puedan existir entre ambos.

Surgen así preguntas como, por ejemplo, qué procesos son los que se significan en las instituciones como "agravamiento de la clínica" y qué tipo de dificultades encuentran los profesionales en el abordaje de las problemáticas que se constituyen como demandas de atención en Salud Mental en la actualidad.

Las dificultades en el abordaje, ¿dan cuenta por sí mismas de un agravamiento en la clínica o quizás hablan también de la inadecuación de las herramientas utilizadas? Y, finalmente, ¿cuáles son los procesos históricos, sociales y políticos que no pueden ignorarse al analizar estas cuestiones, si se pretende evitar que nuestras disciplinas se transformen en discursos cerrados sobre sí mismos?

Los dos capítulos que componen esta parte intentan abordar estas cuestiones, haciendo hincapié en las distintas posiciones que pueden adoptar los profesionales ante el encuentro con el mencionado núcleo problemático.

La segunda parte, "El diagnóstico en Salud Mental", consta de dos capítulos que tienen un objetivo en común: proponer la elucidación –según Cornelius Castoriadis, "el trabajo por el cual los hombres intentan pensar lo que hacen y saber lo que piensan" (Fernández, 2002: 17)– de una práctica central en el abordaje profesional del sufrimiento humano. Si bien la práctica diagnóstica se extiende por la mayoría de las disciplinas de la salud, en el caso de la Salud Mental adquiere características particulares que deben ser estudiadas en profundidad.

Ante el avance que está tomando en los últimos años el proceso de medicalización de la vida, cabe estar advertidos de que el diagnóstico en Salud Mental puede constituirse en un arma de doble filo. Por un lado, un buen diagnóstico resulta esencial a la hora de orientar las intervenciones; pero, por el otro, cuando se producen abusos o malos usos, se corren graves riesgos, como ser la estigmatización de los sujetos y la individualización de problemáticas cuya génesis no debería pensarse por fuera de los procesos históricos, sociales y familiares en que éstas se inscriben.

En el tercer apartado, "La internación de niños, niñas y adolescentes", se abordan distintas cuestiones relativas a esta modalidad de atención en Salud Mental. Siendo este dispositivo el eje de los cuestionamientos que se realizan al modelo psiquiátrico clásico, se intenta abrir la discusión sobre algunas particularidades que adquiere dicha práctica en el caso de los niños, niñas y adolescentes.

La Ley Nacional de Salud Mental (Ley N° 26.657, de 2010) caracteriza a la internación como un recurso de carácter restrictivo, que solo podrá ponerse en práctica cuando aporte mayores beneficios terapéuticos que el resto de las intervenciones realizables en el entorno familiar, comunitario o social. Para el caso particular de las internaciones de niños, niñas y adolescentes, al determinar la Ley 26.657 que se debe proceder con ellas de acuerdo a lo establecido para las internaciones involuntarias, quedan definidas como un recurso terapéutico excepcional, que sólo podrá llevarse a cabo en caso de que no sean posibles los abordajes ambulatorios y cuando, a criterio del equipo de salud, mediare situación de riesgo cierto e inminente para sí o para terceros. No obstante, la internación continúa teniendo un lugar central entre las respuestas que proporciona el Estado a los niños, niñas y adolescentes que se encuentran sufriendo, ya sea debido a "patologías mentales", o bien a causa de situaciones de vulneración socioeconómica.

Por último, en el epílogo se hace particular hincapié en las implicancias que las distintas modalidades de abordaje profesional del sufrimiento tienen en las subjetividades, no sólo en las de quienes consultan sino también en las de los propios profesionales. Se plantea que existe un fuerte riesgo, en la coyuntura actual, de que los servicios de Salud Mental puedan terminar constituyéndose en *aparatos de captura*. Este concepto, desarrollado por Gilles Deleuze y Félix Guattari, permite ubicar instituciones o relaciones sociales en las que la *máquina deseante* y el *devenir* se han estancado, y todo intento de producir algo nuevo resulta impedido (Ferioli, 2015). Se torna imprescindible, entonces, crear condiciones de trabajo que nos posibiliten desempeñar con deseo, creatividad y alegría la práctica clínica.

Más allá de los cuestionamientos que se encuentran en estos textos hacia diversos aspectos de los servicios de Salud Mental, es preciso mencionar que la numerosa existencia de dispositivos de escucha (muchos de ellos atravesados por el psicoanálisis) constituye un capital invaluable, y a veces no valorado, del Sistema de Salud de la Ciudad de Buenos Aires y de muchas jurisdicciones de la Argentina. Lejos de dar por obvio que esto seguirá siendo así por los años de los años, se trata de algo a defender. Consideramos que dicha defensa sólo será posible si existe un trabajo activo por hacer de este campo profesional un espacio que continúe convocando y relanzando el deseo de quienes lo conformamos.

PARTE I

GRAVEDAD EN LA CLÍNICA, DIFICULTADES EN EL ABORDAJE

Capítulo I

Casos sociales, ¿qué rol implican para los profesionales de la Salud Mental?[1]

En este capítulo se indaga en cierta problemática que en la jerga cotidiana de los servicios de salud suele denominarse "casos sociales". Teniendo en cuenta su creciente incidencia en las consultas, resulta importante preguntarse cómo es posible conceptualizar estas situaciones y, fundamentalmente, cómo deben abordarse desde nuestra incumbencia profesional.

A su vez, se propone considerar esta cuestión como un analizador de las prácticas en Salud Mental en la actualidad: ¿Cuál es el rol social que cumplimos los profesionales? ¿cuáles son los límites de nuestra intervención?

Se comenzará con un ejemplo de caso que tiene el objetivo de ilustrar un escenario cada vez más frecuente en el ámbito de la Salud Mental infantojuvenil.

Llega Pablo a la guardia de un hospital especializado en Psiquiatría Infantojuvenil. Fue derivado desde un hospital general de niños al que había sido llevado por el Equipo Móvil de Niñez al ser encontrado en la calle con un cuadro de intoxicación por consumo de pasta base de cocaína. El niño tiene 13 años y, una vez compensada su situación clínica y toxicológica en la guardia del hospital general, los profesionales de ese servicio decidieron su derivación a la institución monovalente, pues consideraron que a causa de su agresividad e impulsividad podría ser peligroso para los demás pacientes internados. Y, sobre todo, porque en el hospital general estimaron que no poseían los recursos necesarios para "contener" a este tipo de paciente.

Al llegar a la guardia, Pablo es evaluado y se observa que, si bien no posee productividad psicótica al momento de la consulta, su impulsividad y sus conductas auto y heteroagresivas constituyen una situación de riesgo cierto e inminente para sí y para terceros. De este modo, se decide su internación.

Según lo informado por el Equipo que lo recogió, el niño se encontraba en situación de calle desde hacía 3 años y, al momento de la internación, no existía grupo familiar al que recurrir. Por lo tanto, se da comienzo a la intervención de diversos organismos de protección de los derechos de niños, niñas y adolescentes, en función de elaborar una estrategia de (¿re?) inclusión social. Sin embargo, los antecedentes de consumo del niño y la reciente "adquisición" de un diagnóstico de trastorno del control de los impulsos no especificado, sumados a su internación en el monovalente, constituyen factores que dificultan su aceptación por parte de los dispositivos convivenciales existentes. De este modo, al ser la gran mayoría de estas instituciones organizaciones de la sociedad civil que practican una suerte de "reserva del derecho de admisión", la internación de este niño en el hospital monovalente terminará prolongándose mucho más que el tiempo deseable, según los criterios médicos y psicológicos.

Abordajes desde los servicios de Salud Mental

Emiliano Galende ha trabajado esta cuestión, hace casi 20 años, bajo el concepto de "nuevas demandas en Salud Mental", describiéndolas como "problemáticas complejas" que, en estrecha vinculación con situaciones de exclusión social, producen altos grados de sufrimiento psíquico a quienes las padecen. Según este autor, al carecerse de respuestas tanto en las teorías como en los métodos terapéuticos, dichas demandas interrogan a profesionales e instituciones de Salud Mental acerca de sus posibilidades de intervención (Galende, 1997).

Hoy en día se han producido algunas variaciones en el escenario. Lo que Galende llamó "nuevas demandas" ya no son tan nuevas, y presentan cada vez mayor incidencia dentro de las consultas que llegan a los servicios estatales de Salud Mental de nuestro país, particularmente en el área infantojuvenil. Esto hace que la búsqueda de modos de abordaje para las mismas sea un tema central en el ámbito hospitalario, aunque tal vez no lo sea tanto en algunos ámbitos universitarios, donde su inclusión dentro del plan de estudios se restringe sólo a unas pocas materias llamadas "de contenido social".

Las respuestas a los casos sociales por parte de los servicios no son uniformes; en ellas se expresa la heterogeneidad de las prácticas y discursos que constituyen el campo de la Salud Mental. Podrían dividirse esquemáticamente en dos grupos: en un extremo se encuentran las de corte medicalizante, que intentan explicar las problemáticas a partir de causas biológicas e individuales y proponen abordajes preponderantemente farmacológicos; en el otro se pueden agrupar las que, al conceptualizar las problemáticas a partir de su complejidad, plantean que su abordaje debe ser necesariamente interdisciplinario e intersectorial.

Con respecto al primer grupo, vale aclarar que el concepto de medicalización se refiere al proceso progresivo mediante el cual el saber y la práctica médica incorporan, absorben y colonizan áreas y problemas de la vida social y colectiva que anteriormente estaban reguladas por otras instituciones, como la familia o la religión. Su consecuencia más trascendente es retraducir las dificultades humanas en cuestiones individuales, omitiendo o relegando la naturaleza social de los fenómenos y obturando otros niveles de intervención posibles (Faraone, Barcala, Torricelli, Bianchi y Tamburrino, 2010). A partir de este proceso, la medicina se torna una estrategia biopolítica (Foucault, 1996) que permite el control social en nombre de la salud (Conrad, 1982). Si bien no se intenta aquí abordar acabadamente la problemática de la medicalización de la exclusión social, sí se pretende advertir acerca del riesgo de que para un sector de la población su acceso a la atención sanitaria pueda, paradójicamente, resultar en la vulneración de sus derechos (Michalewicz, 2011). Esto es así debido a que el derecho a la salud incluye, entre otras cosas, el derecho a la no medicalización de la vida (Stolkiner, 2010).

Con relación al segundo grupo, la difusión y aceptación creciente del trabajo interdisciplinario en los servicios de Salud Mental, donde tiene una importancia cada vez mayor el Trabajo Social, se relaciona con la imposibilidad de quienes ejercemos las disciplinas *psi* de abordar a partir de nuestras propias herramientas disciplinares la complejidad de las problemáticas que recibimos, así como con la imperiosa necesidad de trabajar en equipo. A su vez, algunos grupos de profesionales se han planteado el desarrollo de políticas públicas integrales que logren articular las distintas áreas de gobierno implicadas (Salud, Desarrollo Social, Educación, etc.), tal como lo prevé el marco normativo vigente.

Sin embargo, debido al fracaso en la implementación de dichas políticas integrales como norma general del sistema, se termina recayendo en la institucionalización como principal modo de abordaje de la exclusión social. Así lo plantea un equipo de la Asesoría General Tutelar (AGT) de la Ciudad Autónoma de Buenos Aires (CABA): "Los numerosos pacientes sociales son la escandalosa muestra de las falencias en la externación asistida de personas que no deberían estar internadas" (Gómez, Regueiro de Giacomi, Rodríguez y Spinelli, 2011).

Por parte de los profesionales, resulta habitual que algunos muestren cierto fastidio al recibir un caso social, así como también que sientan cierta impotencia producto de la sensación de que "con esto no se puede hacer nada". Suele surgir también la pregunta acerca de por qué concerniría a los especialistas en Psicopatología dar respuesta a situaciones que no se corresponden demasiado con el paradigma de la "enfermedad mental" tal como se lo aprende en la facultad o se lo lee en la mayor parte de la bibliografía de las disciplinas que componen el campo de la Salud Mental. De esta manera, algo del fastidio, la impotencia y la ajenidad que pueden observarse en muchos profesionales al recibir estas demandas quedan condensados en el significante "caso social", elegido en el ámbito de salud para referirse a estas problemáticas.

Aun así, existen algunos grupos de profesionales que están trabajando en el desarrollo y en la conceptualización de nuevos modos de abordaje posibles a partir de la interdisciplina y la intersectorialidad. Puede considerarse un ejemplo de ello el Programa de Atención Comunitaria a Niños/as y Adolescentes con Trastornos Mentales Severos (PAC) (Barcala, Torricelli y Álvarez Zunino, 2008), que fue lamentablemente desarticulado por el Gobierno de la Ciudad Autónoma de Buenos Aires (GCABA) en abril del 2012 (*Página/12*, 2012).

Un tema central con respecto al abordaje de estas problemáticas tiene que ver con la necesidad de que los profesionales *psi* podamos ser más flexibles a la hora de plantear nuestras intervenciones. Una psicóloga que fue parte del mencionado programa se ha referido de la siguiente manera al cambio en la forma de delinear los tratamientos transitado en los últimos años: "Pasamos de pensar 'la cura' a pensar modos de alojamiento" (Michalewicz, 2011).

Límites de lo (inter)disciplinar

> *Esta serpiente parecía destinada a la eternidad. Cada una de las cien cabezas, una vez cortada, renacía con igual ímpetu. Y la cabeza central ni siquiera podía ser destruida; era inmortal.*
>
> **Mito de Hércules y la hidra de Lerna**

Si bien conceptualizar los casos sociales en términos de problemas complejos y proponerse su abordaje a partir de la interdisciplina y la intersectorialidad parecería ser el camino adecuado para encontrar *modos de alojamiento* para quienes sufren por su condición de excluidos sociales, en un contexto socioeconómico como el actual esto encuentra prontamente un límite. Es lo que se expresa en la sensación de muchos profesionales de quedar expuestos a una batalla tal como la de Hércules contra la Hidra de Lerna, y tiene que ver con la imposibilidad de los abordajes profesionales para intervenir sobre las *condiciones de producción* de las problemáticas en cuestión. Según lo plantean Franco y Franca Basaglia:

> Si se quiere afrontar el problema de la marginalidad y de la desviación, debemos afrontarlo en relación a la estructura social, a la división innatural sobre la cual tal estructura se funda y no como fenómenos aislados que se pretende hacer pasar como simples anomalías individuales, de las cuales un cierto porcentaje de la población tiene la desgracia de ser sujeto (Basaglia y Basaglia Ongaro, 1987, p. 96).

Es en esta instancia donde la cuestión se torna más polémica y puede suscitar preguntas del estilo de cómo hace un profesional de la Salud Mental para afrontar "la división innatural sobre la que se funda la estructura social". ¿Es esto parte de su labor?

Cabe aclarar que no se está planteando el abandono del trabajo clínico a favor de uno exclusivamente político, sino que la propuesta consiste en elucidar qué rol ocupamos los profesionales de la Salud Mental dentro del entramado de respuestas que la sociedad ofrece a la problemática de la exclusión social.

Una sensación que podría invadir a un profesional que realiza sus primeras experiencias con esta clínica es la de estar convirtiéndose en un mero "paliativista" del sufrimiento psíquico, que trabaja para tapar los agujeros del sistema, alternando sentimientos en una gama que va desde la impotencia por no poder dar con su labor una respuesta real a la problemática, hasta la angustia por sentirse parte (involuntaria) de ciertos mecanismos de control social. Se trata del descubrimiento en carne propia de que el rol social demandado a los profesionales de la Salud Mental excede el simple cuidado de quien padece enfermedades mentales.

Cierto esclarecimiento acerca de este rol social puede rastrearse en la génesis misma del campo que hoy se nombra como "Salud Mental". Según Castel, el problema fundamental al que históricamente ha correspondido la existencia de una "medicina mental" es "el desplazamiento de una contradicción socio-política a una solución técnico-científica" (Castel, 1987, p. 152). Teniendo en cuenta que dicho autor incluye dentro de la medicina mental tanto a la Psiquiatría como al Psicoanálisis, puede plantearse que no es una característica exclusiva de la medicina, en su vertiente medicalizante, el obturar otros niveles de intervención posibles: toda intervención técnico-científica corre el riesgo de desplazar de la cuestión el nivel de intervención (y análisis) sociopolítico.

Parecería plantearse una encerrona para los profesionales de la Salud Mental cuando nuestras prácticas dirigidas a aliviar el sufrimiento de las personas y acompañarlas en la construcción de proyectos de vida, terminan aportando a la invisibilización de la necesidad de intervenir políticamente sobre las condiciones de producción de las problemáticas.

El rol de los profesionales de la Salud Mental

Hasta acá podría esbozarse, por la negativa, una primera respuesta a la pregunta sobre el rol que debemos asumir los profesionales de la Salud Mental ante esta situación: se trataría de evitar que el intento de brindar soluciones técnico-científicas al sufrimiento de las personas que atendemos invisibilice las condiciones socio-políticas en que se fundan sus padecimientos. Pero, ¿cómo hacer esto? Y a su vez, ¿qué lugar quedaría para los profesionales si se concluyera que el núcleo duro del problema a abordar se ubica por fuera de nuestro campo de incumbencia? ¿Hay algo que podríamos hacer activamente desde nuestra incumbencia técnico-científica para intervenir sobre las condiciones de producción de un problema que se ha revelado como político?

Si se considera que el abordaje de las condiciones estructurales de exclusión social nos excede, al menos en nuestro rol de profesionales, ¿será posible rechazar la función de ser meros paliativistas del sufrimiento psíquico para dejar de tapar los agujeros del sistema y que nuestra labor pueda ir un poco más allá del necesario alivio del padecimiento individual?

Franco y Franca Basaglia sostienen que actuar en las instituciones rechazando la delegación de simples funcionarios del orden público implica "develar la lógica de dichas instituciones, esclareciéndola en relación a la estructura social" en la cual se lleva a cabo. Solo de esa manera el trabajo del técnico puede revelarse como trabajo político (Basaglia y Basaglia Ongaro, 1987, pp. 89-90).

Dar testimonio

Los profesionales de la Salud Mental nos vemos en ocasiones compelidos a dar respuesta a las formas más terribles en que la exclusión social se expresa en los sujetos; somos demandados a aliviar, y en algún punto también a silenciar, el padecimiento que se produce a partir de la exclusión social.

Somos así testigos "privilegiados" de cómo los modos actuales de organización social se encarnan como padecimiento para un gran número de personas, así como de las consecuencias devastadoras en su subjetividad. Allí puede estar la clave: en tanto testigos podemos, al menos, dar testimonio de ello. Es decir, a partir de las herramientas y conceptos científicos con que contamos podemos dar testimonio de las implicancias que el actual modo de organización político-social tiene en los sujetos.

Tal vez así logremos evitar que nuestras intervenciones operen invisibilizando la relación que existe entre los modos en que se organiza una sociedad y el sufrimiento de los individuos que la componen. Y quizás podamos, de esta manera, aportar a que cada sector ubique su implicación en relación a estas problemáticas, que tan profundamente nos cuestionan como sociedad, como un paso indispensable hacia solucionarlas de raíz.

Nota

1. Este capítulo es una versión actualizada del artículo "Casos sociales: entre el derecho a la atención y el riesgo de patologización" publicado en la revista *Novedades Educativas*, 268, abril, 2013, pp. 57-59.

Capítulo II

Entre la función burocrática y la apuesta singular

Alejandro Michalewicz y Melina Trajtenberg

Existe, en la actualidad, una percepción común a muchos de los profesionales que trabajan en servicios de Salud Mental respecto a que en los últimos años la clínica se habría agravado. Esto puede articularse con dos cuestiones: por una parte, se deben enmarcar los fenómenos que sustentan dichas apreciaciones en una serie de procesos históricos, sociales, económicos y políticos que atraviesan la historia reciente –y no tan reciente– de nuestro país. A su vez, sin dejar de lado el análisis sobre cómo dichos procesos pueden traducirse en nuevos modos de padecimiento para una parte importante de la sociedad, es preciso considerar que la gravedad que se atribuye a una problemática suele estar ponderada en función de las herramientas con que se cuenta para abordarla.

Así pues, podría comenzarse haciendo una breve referencia a la desarticulación del tejido social que se ha producido en nuestro país a partir del terrorismo de Estado y de la aplicación de políticas de corte neoliberal, que llevaron a la crisis de 2001. Si bien en los años subsiguientes se logró sostener más de una década de crecimiento económico y se promovió la aplicación de políticas que algunos economistas calificaron de neo-keynesianas, es posible sostener que muchas de las secuelas de aquellos años no han podido revertirse. En la vida cotidiana de muchas personas esto se expresa en vulnerabilidad económica, fragilización de los vínculos familiares y comunitarios, ausencia de proyectos de vida, escasas perspectivas de progreso social y violencia expresada en diversas formas. Esta situación ha modificado el tipo de demandas que se dirigen a los servicios públicos de Salud Mental, donde prevalecen –cada vez más– modalidades de presentación del sufrimiento en las que los cuadros psicopatológicos aparecen imbricados con las mencionadas condiciones de vulneración socioeconómica (Barcala, 2011).

Asimismo, cabe mencionar que en muchas oportunidades las herramientas profesionales y los dispositivos existentes no se adecúan a las problemáticas que se constituyen como demandas de atención (Galende, 1997). Según Alejandra Barcala, "pareciera que los profesionales consideran que algo es grave, cuando hace obstáculo a la intervención profesional que ellos aprendieron" (Barcala, Torricelli, Álvarez Zunino, Bianchi y Ynoub, 2003). Se corre el riesgo entonces de que se equipare la idea de "pacientes difíciles" a la de "gravedad en la clínica", lo que lleva a generar barreras de acceso a la atención que tienen más que ver con la imposibilidad de los servicios de dar respuesta a problemáticas que no se ajustan a un modelo de tratamiento o un ideal, que con la propia gravedad de los cuadros. Esto suele redundar en una sensación de impotencia por parte de quienes debemos responder a estas demandas. ¿Qué hacer entonces cuando tantos de los casos que nos llegan parecen no encajar en los dispositivos existentes para su abordaje?

Plantearemos la hipótesis de que, ante el encuentro con esta dificultad, existen para los profesionales dos modos de acción posibles: uno de ellos consiste en limitar su práctica a una simple función burocrática, esto es, al ejercicio de un cargo o al desempeño de un funcionario. El otro, se basa en el compromiso con la resolución de las problemáticas de los sujetos que consultan, apostando a que cada intervención sea una oportunidad para el surgimiento de algo diferente.

A continuación, se intentará dar cuenta de las implicancias de posicionarse de una u otra manera, tanto en la subjetividad de los pacientes como en la de los profesionales.

Guido

A la entrevista de admisión llegan Guido, de 4 años, y sus padres. Apenas ingresados al consultorio en donde ésta se llevaría a cabo, el padre del niño presenta una nota de derivación de otro hospital en la que se solicitaba terapia cognitivo-conductual. Seguidamente, dice: "Nos han dicho que nuestro hijo es un TGD, pero en ningún lugar nos dan tratamiento, todos nos mandan a otro lado. Estamos desesperados, ya no sabemos qué hacer, por favor ayúdenos".

Según relató el hombre, habían recorrido ya varios lugares en busca de atención para su hijo: la primera consulta la habían realizado cuando Guido tenía 2 años, ya que no hablaba, era muy inquieto, no comprendía lo que le decían y se golpeaba contra el piso. En la institución consultada entonces, luego de evaluar al niño, les dijeron a los padres que Guido era "un TGD" y, sin dar mayores explicaciones acerca del diagnóstico, los derivaron a otro hospital para que realizaran terapia de estimulación temprana. Al llegar allí, luego de casi un año que demandó acceder a un nuevo turno, les dijeron que el caso de Guido no era para tratar con ellos, sino que sería necesario que realizaran una consulta en una institución especializada en Salud Mental infanto-juvenil, pues "allí se encargan de este tipo de casos".

El caso de Guido resulta paradigmático con respecto a la lógica con que funcionan muchos servicios de Salud Mental, es decir, seleccionando los problemas que abordarán en base a la propia competencia (Rotelli, 1987). También ilustra cómo la desarticulación y fragmentación del sistema de salud pueden contribuir a la pérdida de un valiosísimo tiempo para quienes, incluso habiendo logrado acceder a una consulta, pueden quedar durante años en una situación de "deriva institucional". Este término es utilizado por Barcala (2011) para referirse al circuito de exclusión y ausencia de anclaje que se produce cuando los servicios de salud no logran alojar las problemáticas de un individuo o de un grupo en particular, con lo cual se incrementa su nivel de sufrimiento y aislamiento.

Por otra parte, el ejemplo citado permite cuestionarse cómo debe llevarse a cabo la práctica de la derivación ya que, al no existir protocolos que la regulen, la decisión de cómo accionar suele quedar en manos de cada profesional. En algunos casos, las derivaciones se realizan entregando a quien consulta un papel con el nombre de otra institución que el profesional considera más adecuada, haciendo hincapié en que el paciente "no es" para el servicio que está consultando. Otra posibilidad sería que cada profesional, al decidir que no podrá dar respuesta a una demanda de atención, se comprometiera con la resolución del problema de quien lo consulta y tomara una posición responsable respecto del buen desenlace de la derivación propuesta. Esto puede ponerse en práctica ya sea comunicándose personalmente con la entidad indicada para solicitar el próximo turno, o bien quedando a cargo del caso hasta que la derivación se concrete, entre otras alternativas posibles.

Volviendo a la admisión de Guido, la primera intervención fue dar lugar al relato de su "deriva", darle un lugar a esta familia y a su caso, y poder escuchar lo que les causaba el recorrido tan largo realizado sin haber encontrado una respuesta. De esta manera, la primera entrevista transcurrió con el foco puesto sobre lo relatado por los padres acerca de todas las consultas realizadas y la frustración que sentían en ese momento, sin que pudieran centrarse en hablar de lo que le pasaba a su hijo. Parecía que necesitaban confirmar cuál era el perfil de los casos que se atendían en el hospital y asegurarse de que el suyo encajara, para saber que habían encontrado definitivamente un lugar.

Finalmente, se decidió la derivación de Guido al servicio correspondiente para que pudiera comenzar con un tratamiento adecuado para su patología. Al finalizar el proceso de admisión propiamente dicho, que consistió en varias entrevistas, el padre formuló un pedido: "Por favor, no nos deje mientras tanto sin el espacio de los miércoles de venir a hablar con usted".

Teniendo en cuenta la singularidad del caso, y sin olvidar que la lista de espera del servicio que lo recibiría demoraría muchos meses, el profesional actuante consideró importante escuchar la demanda y alojar de alguna manera a esta familia que venía siendo derivada hacía tanto tiempo de un lugar a otro. Evaluó que no bastaba con realizar una derivación exitosa para evitar reproducir la lógica expulsiva que venían sufriendo por parte del sistema de salud. Decidió entonces, más allá de lo que indicaba el protocolo del hospital, continuar con las entrevistas, incorporando también un espacio para el niño. Aunque no se trataba del dispositivo ideal para abordar la problemática que presentaba Guido, apostó a alojar a la familia durante la nueva larga espera a la que se enfrentarían, a través de un espacio novedoso respecto de lo preestablecido por las normas de la institución.

Nadia

Nadia, una adolescente de 17 años, se encontraba cursando su segunda internación en una sala de Salud Mental a causa de un cuadro que incluía consumo de drogas, fugas del hogar familiar y conductas agresivas hacia sus padres. La presentación realizada por parte de quienes venían trabajando con ella desde la primera internación indicó que se trataba de una paciente muy difícil que solía generar mucho rechazo por sus actitudes, tanto por parte de los profesionales como principalmente de sus padres. Por su temperamento desafiante y ciertas conductas disruptivas, Nadia solía generar repetidos conflictos en la cotidianidad de la sala de internación.

Finalmente, una cuestión que llamaba poderosamente la atención del equipo tratante era la total ausencia de signos de abstinencia en una paciente que, supuestamente, tenía años de policonsumo.

Si bien al principio los encuentros terapéuticos consistían exclusivamente en jugar a las cartas, con el transcurso de los mismos Nadia comenzó a relatar numerosas cuestiones en relación con su historia, entre las que se podrían destacar fuertemente dos, ocurridas a sus 13 años: un episodio de abuso por parte de un familiar y el ocultamiento hacia ella, por parte de su familia, de la muerte de otro familiar. La adolescente dijo que este último había sido la persona más importante en su vida y el relato de cómo lo extrañaba fue recurrente a lo largo de las entrevistas.

La madre de Nadia no concurrió a visitarla durante toda la internación. El padre, en cambio, asistía tanto para ver a la joven como para tener entrevistas con los profesionales. Llamaba la atención en su discurso tanto la idealización respecto de su hija cuando era niña, como su denigración hacia ella en su etapa adolescente. Según él, "De niña era perfecta, simpática, hermosa... Pero ahora ya no sabemos qué hacer con ella". Si bien el padre ubicaba perfectamente que el cambio en su hija había ocurrido a los 13 o 14 años de edad, no lograba establecer ninguna relación entre el mismo y los sucesos ocurridos en la familia. Tampoco podía plantearse ninguna pregunta acerca del lugar que su hija había tomado en la dinámica familiar, por más que en las entrevistas se intentara dirigirlo hacia ese tema. Prefería pensar a Nadia como una enferma e hizo todo lo posible para que, cuando ella estaba a punto de cumplir los 18 años, en el servicio se decidiera –contrariamente a la opinión del equipo tratante– pedir su derivación a una comunidad terapéutica. El argumento fue que ese tipo de dispositivo sería el "más específico" para que Nadia pudiera tratar su supuesto "problema de adicciones".

Este ejemplo de caso permite plantearse algunas preguntas que pueden aplicarse a muchos otros que se presentan en la actualidad y a su modo de abordaje: ¿existe un lugar y/o tipo de tratamiento específico para las problemáticas de consumo? ¿Pueden realizarse tratamientos eficaces para este tipo de problemáticas sin sostener la continuidad en el tiempo, tanto de las estrategias como de los vínculos terapéuticos establecidos? ¿Cuáles son las consecuencias, para los pacientes y para los profesionales, de que los tratamientos en un servicio de internación se centren exclusivamente en la pronta compensación del cuadro y su posterior derivación? Y, por último, ¿cuál, o mejor dicho, de quién es el problema que se resuelve cuando se decide derivar a otra institución a una paciente como Nadia?

Dos posiciones posibles

Ambos casos presentados resultan claros para ilustrar lo que se ha propuesto como hipótesis, a saber, las distintas posiciones que pueden tomar los profesionales al encontrarse con un caso al que califican como "difícil", es decir, con algo que cuestiona sus saberes aprendidos y sus recursos para abordarlo.

Proponemos nombrar estas posiciones como función burocrática y posición clínica. Resulta importante aclarar que no se trata exclusivamente de características individuales, sino más bien de modalidades de intervención que la mayoría de los profesionales solemos adoptar alternativamente según distintas variables, como las características del caso, las disposiciones personales, las condiciones laborales y otros factores. En este sentido, intentaremos caracterizar, por comparación, qué se entiende por cada una de ellas, como se resume en la siguiente tabla.

Comparación entre las posiciones más usuales dentro de la práctica

	Función burocrática	**Posición clínica**
Modalidad de intervención	Protocolo	Escucha
Objeto de la intervención	Problema que la consulta genera al profesional o institución.	Padecimiento de quien consulta

Cumplir una función burocrática consiste en regirse estrictamente por un protocolo, es decir, en dar respuestas estereotipadas y preestablecidas ante las consultas recibidas; se trata de ofrecer las mismas intervenciones para todos los casos que corresponderían a un determinado tipo de patología.

En cambio, adoptar una posición clínica implica dar un lugar a la singularidad mediante la escucha. Según Stolkiner, "escuchar implica dar lugar a lo otro, en tanto eso otro nos cuestiona en nuestros saberes y certezas" (Stolkiner, 2011). Si se da lugar a la singularidad de quien consulta, en tanto ésta excede siempre la condición de ser un simple caso, las intervenciones nunca podrán estar absolutamente predeterminadas.

Por ejemplo, en el caso de Guido, el haber podido escuchar la forma singular en que afectaba a esta familia el reiterado desalojo por parte de los servicios de salud dio lugar a una intervención singular –más allá de lo que habitualmente hubiese quedado enmarcado bajo el proceso de admisión–, ofertando a esta familia un espacio terapéutico pensado especialmente para su situación. En contraposición, en el caso de Nadia, al derivársela a un efector especializado en adicciones se terminó tomando una decisión que, si bien quizás haya sido acorde a algún protocolo, dejó fuera de la consideración la dimensión singular que tenía para ella el consumo de sustancias, así como también los vínculos terapéuticos que la adolescente había establecido con su equipo tratante.

Cabe resaltar que a partir de la escucha no sólo se hace lugar a la dimensión subjetiva de quien recibe asistencia sino también a la de quien la brinda (Stolkiner, 2011), ya que cuando los protocolos no bastan para la resolución de un problema los profesionales deben enfrentar ese desafío poniendo en juego toda su creatividad.

Con respecto al objeto de la intervención, en la función burocrática el eje estaría puesto en la resolución del problema que la demanda del paciente le provoca al profesional o a la institución en que éste trabaja. Esta forma de actuar tiene como objetivo final que otra persona o institución se encargue del caso, tal como se ejemplificó en la "deriva" de Guido y en la resolución de la internación de Nadia. Al adoptar una posición clínica, en cambio, el profesional se centra en el padecimiento de quien consulta, tomando una actitud responsable en relación con la resolución de la problemática del consultante.

Nuestra propuesta sería que, ante las dificultades que nos genera la clínica actual, los profesionales comencemos por alojar al otro en su padecimiento y evitemos rechazar lo que en su singularidad cuestiona nuestros saberes establecidos. Se trata, a su vez, de rescatar de la labor clínica las dimensiones de apuesta e invención como sus características esenciales.

En relación a las intervenciones, cada vez más habituales, en las que lo que recibe quien consulta termina siendo el rechazo por parte de las instituciones y los profesionales, no está de más preguntarse qué es lo que se rechaza en esos casos.

PARTE 2

El diagnóstico en Salud Mental

Capítulo III

Entre la (des)calificación y el acto de conocer

Difícilmente la psicopatología sola pueda dar cuenta de la complejidad de los problemas que atraviesan las infancias y adolescencias actuales, su utilidad como herramienta para la clínica se desvanece cuando se le requiere ser explicación única y, más aún, cuando sucumbe a la lógica de la medicalización.

Alicia Stolkiner, 2009.

En este capítulo se abordará la cuestión del diagnóstico categorial en Salud Mental. La argumentación está organizada en torno a dos asuntos básicos sobre los cuales es necesario llegar a ciertos acuerdos, como punto de partida para cualquier debate que se pretenda sostener con respecto al uso del diagnóstico y los diagnósticos en Salud Mental. Así pues, en el primer apartado se intentará elucidar de qué se habla cuando se habla de diagnóstico en Salud Mental o, dicho de otro modo, si es lo mismo realizar un diagnóstico que "poner" un diagnóstico. En el segundo apartado, se argumentará acerca del objeto que se intenta asir al formular un diagnóstico en este campo: ¿se trata de enfermedades mentales?

De este modo, una pregunta que puede situarse en el horizonte de este capítulo es si el diagnóstico en Salud Mental debe entenderse a imagen y semejanza de cómo se practica el diagnóstico en otras especialidades.

De qué se habla cuando se habla de "diagnóstico"

Para ilustrar este primer punto se tomará como ejemplo un trabajo de Belén Frete y Karina Fargas que describe las vicisitudes de la internación de una adolescente, desde la compleja presentación inicial con un intento de ahorcamiento y consumo de sustancias psicoactivas de larga data, hasta cierto encaminamiento de la situación y el correspondiente alta de internación (Frete y Fargas, 2012).

Las autoras refieren en el mencionado trabajo varias de las observaciones realizadas durante el desarrollo del tratamiento. Entre ellas, el sentimiento de angustia y tristeza con que la paciente se había presentado a la guardia, refiriendo que no quería vivir más; la seria dificultad de su madre para hablar de sus hijos y dar cuenta de su historia, lo que se reflejaba en el discurso de la paciente al tener que hablar de sí misma; la situación de desborde constante en que se encontraban la paciente y su familia; la utilización de la droga por parte de la joven como respuesta ante lo que le resultaba imposible soportar en relación con su vida y su historia.

Podría pensarse que este desarrollo da cuenta en sí mismo de un trabajo diagnóstico, en el que el equipo tratante pudo elaborar ciertas hipótesis sobre la problemática que aquejaba a la paciente y orientar hacia dónde deberían dirigirse las intervenciones. Sin embargo, llamativamente, las autoras apuntan que se trabajó en el marco de una "incertidumbre en el diagnóstico".

Sin poner en consideración el trabajo ni el caso en particular, el recorte realizado ejemplifica claramente una cuestión central: se trata de la polisemia de la palabra "diagnóstico". Entre las acepciones que brinda el Diccionario de la Real Academia Española se encuentran las siguientes:

- Arte o acto de conocer la naturaleza de una enfermedad mediante la observación de sus síntomas y signos.
- Calificación que da el médico a la enfermedad según los signos que advierte.

De esta manera, hablar de diagnóstico puede hacer referencia tanto al acto de conocer la naturaleza del objeto que se pretende abordar como a la calificación, que sería el producto o uno de los productos posibles de dicha acción. Resulta necesario, por lo tanto, diferenciar el proceso diagnóstico de "los diagnósticos", entendiendo a éstos como el conjunto de significantes con que se pretende nombrar los diversos trastornos mentales, cuadros clínicos, estructuras o enfermedades que componen determinado ordenamiento nosológico categorial (ya sea el manual DSM o el diagnóstico estructural psicoanalítico, entre otros).

En Salud Mental, la acción de calificar las problemáticas que aquejan a quienes consultan presenta dificultades particulares en relación con otras áreas de la salud. Quizás el intento de resolver esto más difundido hasta el momento (aunque no por ello el mejor logrado) lo haya constituido el Manual DSM IV de la Asociación Estadounidense de Psiquiatría (APA, 1952). Como se sabe, éste contiene la descripción de un grupo de trastornos mentales (la mayor parte de los cuales no suele constituir más que síndromes o conjuntos de síntomas agrupados por contigüidad) y su inscripción en un sistema multiaxial (que no siempre se utiliza y que aspiraría a incorporar al diagnóstico algunas cuestiones que van más allá de los trastornos propiamente dichos). Sin embargo, los cambios producidos entre la versión referida y el DSM 5 (APA, 2013) hacen pensar que no se trató de una solución satisfactoria, ni siquiera para los sectores del campo que lo elaboraron y lo impusieron como herramienta de consenso.

Es posible sostener que la variedad y heterogeneidad de nosografías surgidas a lo largo de la historia de la Psiquiatría constituye una especificidad de esta última en relación a otras especialidades médicas. ¿Puede pensarse ello como un síntoma de que hay algo en relación a esto que no funciona demasiado?

En la clínica en Salud Mental muchas veces ocurre, como en el ejemplo descrito, que luego de un amplio y adecuado proceso diagnóstico, los datos recabados no resultan suficientes para "llegar a un diagnóstico". ¿Tendrá que ver esto con una impericia del clínico o más bien con una deficiencia en el sistema de categorización?, ¿debemos considerar la imposibilidad de categorizar como ausencia de diagnóstico?

Y, finalmente, ¿es posible orientar el trabajo clínico sin necesidad de categorizar el padecimiento de quien consulta?

Retomando la cuestión de la polisemia del término "diagnóstico", puede plantearse que al privilegiarse muchas veces la segunda de las acepciones –es decir, la calificación–, el acto de conocer queda en un segundo plano. Así, el eje se desplaza de la necesidad de realizar un buen diagnóstico, hacia la cuestión de "poner" –léase también "acertar con"– el diagnóstico correcto.

El objeto de estudio/intervención/diagnóstico en Salud Mental

Al plantearse una reflexión acerca de qué tipo de objeto de conocimiento son las categorías diagnósticas en Salud Mental y, particularmente, si se trata de enfermedades, resultan de referencia obligada algunas cuestiones planteadas por Germán Berrios. Según este autor:

> La mayoría de las "enfermedades" psiquiátricas actuales son constructos (grupos probabilísticos) puestos todos juntos en períodos anteriores y, por lo tanto, llevan consigo prejuicios y parcialidad contemporáneos. En ese sentido podemos decir que es altamente probable que las "enfermedades mentales" convencionales no existan; lo que sí existe y hace a la gente sufrir son las dolencias y los síntomas, los cuales son absolutamente reales y deben ser estudiados desde un punto de vista conceptual y empírico (Berrios, 2011: 36).

Al establecer qué tipo de objetos de conocimiento son los llamados “trastornos mentales” y haciendo hincapié en el rol fundamental que cumplen las ciencias humanas en su definición, Berrios afirma lo siguiente: “Creer que los trastornos mentales no son más que clases naturales perjudica a la Psiquiatría en la actualidad, ya que ha causado un descuido del pensamiento, la creatividad y la psicogénesis de modos alternativos de conceptualizar la locura” (Berrios, 2011, p. XII).

En resumen, según este autor, las enfermedades o trastornos mentales serían constructos definidos por las ciencias humanas, que arrastran prejuicios y parcialidades provenientes de los paradigmas imperantes al momento en que fueron definidos, y que de ninguna manera deben ser confundidos con clases naturales.

Peter L. Berger y Thomas Luckmann acuñaron el concepto de reificación, que puede ser de gran utilidad para pensar esta cuestión. Según los autores:

> La reificación es la aprehensión de los productos de la actividad humana como si fueran algo distinto de productos humanos, como hechos de la naturaleza, resultados de leyes cósmicas o manifestaciones de la voluntad divina. La reificación implica que el hombre es capaz de olvidar que él mismo ha creado el mundo humano (Berger y Luckmann, 1968, p. 116).

Esto es lo que ocurre cuando los clínicos utilizan cierto grupo de categorías diagnósticas construidas a partir de alguna disciplina como si fueran clases naturales, ignorando (e invisibilizando) la relación de éstas con la teoría que les dio origen. En esos casos, los trastornos mentales dejan de entenderse como objetos definidos históricamente por disciplinas determinadas para considerarse como una simple captura de objetos que se encontrarían en la realidad esperando a ser descubiertos.

El otro planteo a desentrañar es determinar si son suficientes las supuestas enfermedades mentales (más allá de su estatuto epistemológico) para abarcar toda la gama de problemáticas que constituyen demandas a los servicios de Salud Mental. La Ley Nacional de Salud Mental (N° 26.657) utiliza el concepto de padecimiento mental como una categoría que pretende, entre otras cosas, ser más abarcativa que la de trastorno o enfermedad mental. Así lo plantea el artículo 1° del decreto reglamentario 603/2013, donde se enuncia lo siguiente:

ARTICULO 1°.- Entiéndese por padecimiento mental a todo tipo de sufrimiento psíquico de las personas y/o grupos humanos, vinculable a distintos tipos de crisis previsibles o imprevistas así como a situaciones más prolongadas de padecimientos, incluyendo trastornos y/o enfermedades, como proceso complejo determinado por múltiples, componentes, de conformidad con lo establecido en el artículo 3° de la Ley N° 26.657.

Ana Cecilia Augsburger (2004) ha trabajado ampliamente la necesidad de reemplazar a las llamadas "enfermedades mentales" por la categoría de sufrimiento psíquico/padecimiento subjetivo como objeto estudio/intervención de la Salud Mental.

Según esta autora, ello permitiría desarrollar una nueva epidemiología en dicho campo, ya que la noción de enfermedad mental restringe el objeto de la Salud Mental al producir limitaciones para identificar situaciones de padecimiento que no son homologables a las entidades patológicas.

A su vez, las características de ahistoricidad e individualidad que caracterizan al concepto de enfermedad propuesto por el Modelo Médico Hegemónico –tal como lo define Eduardo Menéndez (2008)– invisibilizan los complejos procesos sociales e históricos que determinan las formas de vivir, padecer, enfermar y morir de los distintos grupos sociales e individuos.

Por último, al romper con la lógica dicotómica entre estados de salud o enfermedad, la categoría propuesta por Augsburger permite recuperar la dimensión procesual del sufrimiento.

Recapitulando, el considerar que el objeto de intervención que tenemos los profesionales de Salud Mental lo constituyen únicamente las enfermedades mentales o los trastornos psiquiátricos conlleva al menos dos serias contraindicaciones: por una parte, la desestimación de la posibilidad de intervenir desde las propias disciplinas ante un importante número de problemáticas que quedarían excluidas de nuestro campo de intervención (entre ellas, los denominados de "casos sociales"); por la otra, el riesgo de incurrir en reduccionismos psicopatologizantes al considerar a las herramientas que provee la Psicopatología como las únicas válidas para conceptualizar el padecimiento subjetivo.

Antes de finalizar, es preciso aclarar que no es de ninguna manera nuestra intención desestimar la importancia de la Psicopatología como herramienta clínica, sino cuestionar su utilización como explicación única y última del padecimiento de quienes consultan. Se considera fundamental para la clínica proveerse de su rigurosidad en la descripción e identificación de los síntomas mentales: por dar sólo un ejemplo, poder distinguir entre una alucinación y toda una serie de fenómenos que podrían confundirse con ella. Sin embargo, pretender reconducir la totalidad del padecimiento humano a supuestas enfermedades mentales resulta, por lo menos, infundado.

Diagnóstico y estigma

Un tema a considerar antes de finalizar es la referencia al "ser" que se desprende del uso que hacemos de las categorías diagnósticas en nuestro hablar cotidiano. A modo de ejemplo: cuando un sujeto sufre de hepatitis se dice que "tiene hepatitis"; pero cuando padece, por ejemplo, de esquizofrenia, que "es esquizofrénico". Es cierto que esto no es privativo de las enfermedades mentales, también se dice que tal persona "es diabética" o que tal otra "es asmática", pero tal vez sí lo sea la particular carga de estigma (Goffman, 1960) que poseen socialmente las enfermedades mentales y que puede transmitirse, a través de la práctica del diagnóstico categorial, a los sujetos a quienes se las atribuye (Michalewicz, Obiols, Ceriani y Stolkiner, 2011).

En Salud Mental, los diagnósticos constituyen marcas que tienen consecuencias; condicionan, por ejemplo, el recorrido institucional al que puede acceder un niño luego de obtener el alta de una internación. En la CABA, por ejemplo, un diagnóstico de trastorno psicótico no especificado determina automáticamente que se limite para un niño, entre otras cosas, la posibilidad de acceder a hogares de tipo convivencial dependientes de la DGNyA. Se observa cómo, a través de ciertos usos del diagnóstico, la atención en Salud Mental incorpora un componente nuevo a la problemática del sujeto, que incrementa la complejidad de su situación. En los casos en que dicho estigma es, para colmo, producto de un diagnóstico forzado, poco fundamentado o incluso erróneo, la situación es aún mucho más grave.

Por otra parte, resulta curioso pensar que, siendo que el diagnóstico tiene el objetivo de describir la problemática que causa la necesidad de atención, en Salud Mental, luego de producirse la intervención y más allá del éxito que esta haya podido tener, dicha calificación puede persistir inmutable.

Si bien muchas de las cuestiones trabajadas en este capítulo son atribuibles principalmente a una de las disciplinas que conforman el campo, la Psiquiatría, se considera al diagnóstico categorial psiquiátrico como un dispositivo que atraviesa gran parte de la práctica clínica en Salud Mental, más allá de las disciplinas u orientaciones teóricas que ejerza cada profesional. Puede considerarse un ejemplo de esto el requerimiento de muchas instancias administrativas de consignar los diagnósticos según los códigos de manuales como el CIE 10 o el DSM IV. Podría plantearse incluso que, particularmente en la práctica del diagnóstico, se produce cierta amalgama entre los distintos discursos y que frecuentemente los clínicos utilizan "diagnósticos" provenientes de disciplinas que no son las propias, lo que pone a jugar los conceptos por fuera del contexto teórico en que cobran validez.

En ese sentido, la utilización descontextualizada del diagnóstico estructural psicoanalítico –tan útil para determinar la posibilidad o no de aplicación, en cada caso, del método de la asociación libre– puede resultar peligrosa. Y lo es particularmente en el campo de la infancia.

El diseño de sistemas diagnósticos que, tomando las herramientas que provee la psicopatología, puedan alojar la singularidad, constituye un importante desafío. Esto es especialmente así para quienes, considerando la práctica diagnóstica como un pilar de nuestra práctica clínica, aspiramos a resistir los riesgos de psicopatologización que le son inherentes.

Capítulo IV

Cómo ver más allá del cuadrado

Este apartado está inspirado en la conferencia *El ocaso del significado*, dictada por el director de teatro Rafael Spregelburd en el marco del evento TEDx Río de la Plata de 2010. Algunos fragmentos de la misma resultan útiles para ilustrar ciertos temas que es preciso poner en cuestión con respecto a cómo se practica en Salud Mental el diagnóstico categorial.

De este modo, se propone partir de la pregunta acerca de cómo conocemos el mundo, para articularla luego con el modo particular en que los profesionales de la salud mental conocemos el objeto de nuestra práctica.

Aunque pueda parecer una obviedad, es pertinente comenzar recordando que conocemos el mundo a partir de representaciones, es decir, a través del lenguaje. Si tuviéramos esto presente continuamente, si fuéramos conscientes –en el mismo instante en que intentamos conocer algo– de cómo el lenguaje mediatiza nuestras relaciones con el mundo, es probable que esa valiosa herramienta se tornara inutilizable. De la misma manera que quienes usan habitualmente anteojos dejarían de poder servirse de ellos si tuvieran conciencia plena y permanente de la existencia de los cristales que tienen delante de sus ojos.

Sin embargo, hay momentos particulares en que resulta útil ser conscientes de las lentes a través de las cuales vemos –y, por ende, pensamos– el mundo; principalmente cuando la forma que tenemos de acercarnos a la realidad se muestra inútil para resolver algún problema o, simplemente, cuando queremos ver –y por lo tanto hacer– algo distinto.

Las leyes de la percepción

En la mencionada conferencia, Spregelburd se sirvió de una hipótesis que atribuye al pintor Eduardo del Estal, quien sostiene que el pensamiento se ordena a través de un patrón de realidad que es el ojo, es decir que pensamos tal como vemos. Por lo tanto, se cumplirían las leyes de la precepción de la Teoría de la Gestalt también como leyes generales del pensamiento.

Para ilustrar esto, Spregelburd mostró al público una lámina en la que había una imagen similar a la Figura 1, y a continuación preguntó al público qué veía allí.

Figura 1

Ante la respuesta de que lo que se veía allí era "un cuadrado", Spregelburd subrayó que los cuadrados como tales no existieron desde siempre, sino que son un concepto, una abstracción surgida del pensamiento de Euclides. Por lo tanto, para realizar la simple acción de "ver un cuadrado" estamos posibilitados, y a la vez condicionados, por una idea previa aprendida en la cultura. Así, estímulos visuales de ciertas características pasan a ser percibidos y nombrados como cuadrados por la mayoría de quienes pertenecemos a cierta cultura y, por ende, habitamos el espacio euclidiano.

Ahora bien, en la imagen utilizada, las líneas que conforman el supuesto cuadrado no se unen entre sí. Esto es absolutamente adrede y tiene la intención de forzar un poco más la demostración de que lo que vemos es finalmente una idea que ya tenemos, y que incluso solemos corregir lo que estamos viendo para que se parezca a algo que ya conocemos. Esto –que no es más que lo que explica la Ley de la buena forma, enunciada por la Teoría de la Gestalt– constituye un axioma epistemológico central: la mayoría de nosotros suele ver el mundo y sus objetos lo más parecido posible a lo que ya conoce.

Pero existe otra cuestión que puede ser de interés para este análisis (también planteada por Spregelburd), que tiene que ver con la Ley de figura y fondo, otra de las leyes de la percepción enunciadas por la Teoría de la Gestalt. Según ésta, para decidir ver el cuadrado –para responder(se) que lo que hay allí es un cuadrado– se ha decidido "no ver" el papel. Así, en todo acto de percepción/representación es posible preguntarse qué es lo que se desplaza, es decir, qué decidimos no ver para poder ver lo que vemos. O bien, cuál es el recorte que realizamos, sin el cual –por cierto– la realidad se nos tornaría inabordable.

El diagnóstico categorial

Si bien con la publicación en 2013 del DSM 5 pareció avizorarse cierta tendencia a querer dejar atrás el paradigma categorial, la ubicación de los sujetos en categorías provenientes de alguna nosografía resulta la práctica diagnóstica más habitual en la mayoría de las heterogéneas corrientes que componen el campo de la Salud Mental. Es por ello que se considera relevante preguntarnos, los profesionales de la salud, qué estamos haciendo al identificar un sujeto con una categoría diagnóstica. Plantear una analogía con el ejemplo del cuadrado permitirá trabajar más fácilmente con esta cuestión.

Yendo más allá de los planteos de Spregelburd para comenzar a adentrarnos en las particularidades del diagnóstico categorial, podría plantearse que ver (y pensar) la figura anterior como un cuadrado tiene varias ventajas, a saber:

- Permite atribuirle entidad a un estímulo perceptivo a partir de un concepto conocido ("esa figura que veo allí es un cuadrado").
- Cualquiera a quien se le diga "la Figura 1 es un cuadrado" podrá entender más o menos a qué se están refiriendo.
- Posibilita poner a la figura en cuestión en serie con otras, a partir de su inclusión en una o más clases (es un cuadrado, lo que a su vez significa que forma parte del conjunto de los cuadriláteros, etcétera).
- Permite suponer en la Figura 1 una serie de cualidades que por definición poseen los cuadrados (cuatro lados iguales, cuatro ángulos rectos, etcétera). Si se llegara a comprobar que no cumple con alguna de esas propiedades, ello demostraría, a su vez, la falsedad del juicio inicial.
- Viabiliza practicar sobre esta figura toda una serie de operaciones que se han probado pasibles de ser aplicadas a los cuadrados (por ejemplo, deducir su superficie multiplicando por sí misma la longitud de cualquiera de sus lados).

El lenguaje científico

El siguiente paso en el análisis sería pensar qué pasaría al plantear el interrogante acerca de la Figura 1 a interlocutores científicos, o al menos a personas con conocimientos de ciencia. El hecho de que intenten responder científicamente no impedirá que su aproximación a la realidad sea a través del lenguaje. Sin embargo, seguramente se tratará de una utilización particular del lenguaje: el lenguaje científico. Se supone que cada uno pronunciará una respuesta en términos de conceptos propios de la disciplina que ejerce. Por ejemplo, si un matemático enuncia científicamente que está observando un cuadrado, deberá haber comprobado que la figura que tiene enfrente cumpla con todas las características que le atribuye la definición conceptual del mismo (cuatro lados iguales, cuatro ángulos rectos, diagonales iguales, etcétera).

Los conceptos científicos poseen una definición mucho más precisa y estable que las palabras de uso corriente. En el primer caso, la definición de los conceptos remite siempre a una teoría y cobra sentido sólo en dicho marco. En el lenguaje de sentido común, en cambio, las palabras pueden ir adquiriendo nuevas acepciones con el uso. A modo de ejemplo, la palabra "gato" comúnmente utilizada para referirse a los felinos domésticos, puede hacer referencia, en las jergas actuales de la ciudad de Buenos Aires, tanto a un implemento que se utiliza para elevar un automóvil y facilitar el cambio de una rueda, como a una mujer que ofrece sexo a cambio de dinero. En cambio, cuando un biólogo dice *felis silvestris catus*, podrá estar haciendo referencia únicamente a un individuo de la subespecie de mamíferos carnívoros en cuestión. Es decir que en el lenguaje científico las palabras pierden –o deberían perder– su polisemia.

En ocasiones, palabras provenientes de distintas teorías –muy habitualmente ocurre con las Ciencias de la Salud– pasan a formar parte del lenguaje corriente. De esta manera, su especificidad y precisión se pierde en un cúmulo de representaciones sociales que pasan a ser condensadas por la misma. Un ejemplo afín al campo de la Salud Mental podría ser el uso corriente en Buenos Aires de la palabra "histeria". Esto no implicaría ningún problema para las disciplinas en cuestión, a menos que se produjera cierto reflujo donde los científicos y profesionales tomaran, en los usos de sus conceptos, ciertas acepciones mucho más laxas provenientes del lenguaje cotidiano.

Una particularidad de la Salud Mental es que no constituye una disciplina científica en sí, sino un campo de prácticas en el que se entrecruzan disciplinas diversas. Así, algunas de ellas comparten el uso de ciertos significantes, como por ejemplo "psicosis", que adquieren connotaciones distintas según el andamiaje conceptual en que se ubiquen. En relación con esto, sería interesante indagar qué entrecruzamientos conceptuales ocurren, involuntariamente, en la práctica clínica multi o interdisciplinaria, y cómo repercute eso tanto en la desnaturalización de ciertos conceptos que pasan a ser utilizados independientemente de la teoría en que tuvieron origen, como en el amalgamamiento de algunos otros que se funden con sus homónimos provenientes de otras teorías. A modo de ejemplo, no es lo mismo el concepto psicoanalítico de psicosis que lo que bajo el mismo nombre designa la psiquiatría, aunque muchas veces en el uso cotidiano ambos conceptos parezcan unificarse.

¿Qué clase de ciencia es la Psiquiatría?

Volviendo al planteo de cómo conocemos la realidad científicamente, es relevante remitirnos a la clasificación que ha propuesto Mario Bunge para las ciencias, distribuyéndolas de acuerdo al tipo de objeto que estudian. De esta forma, pueden dividirse en dos grandes grupos: las ciencias formales y las ciencias fácticas; estas últimas, a su vez, pueden clasificarse en ciencias naturales y ciencias culturales. Cabe preguntarnos: ¿dónde se ubicaría en esa clasificación la Psiquiatría o, más ampliamente, la Salud Mental? Esto lleva a revisar los desarrollos de Germán Berrios (2011) en relación a la pregunta acerca de qué clase de objetos de estudio son las enfermedades mentales.

Resulta pertinente mencionar aquí que, según este epistemólogo de la Psiquiatría, existe un debate entre dos visiones: una considera a los objetos de esta disciplina como tipos naturales, es decir, entidades biológicas, y otra los ve como entidades abstractas o mentales cuyo rasgo distintivo sería no depender, para su existencia, de una conexión relevante con el cuerpo. Si bien a lo largo de la historia ambas visiones han ido predominado de forma alternativa, en nuestra época la primera mantiene una posición de ventaja, lo que encaja muy bien con las necesidades del neocapitalismo (Berrios, 2011).

Su propuesta, superadora, consiste en plantear que los objetos de la Psiquiatría serían objetos híbridos. De esta manera, Berrios busca llamar la atención sobre cómo las ciencias humanas y las naturales interactúan en la construcción de dichos objetos en un orden determinado. Según el autor:

> Es muy importante recordar la secuencia correcta. Son las ciencias humanas las que configuran el objeto de la investigación psiquiátrica. Una vez logrado esto, las ciencias naturales avanzan en la búsqueda de vínculos entre estas configu-

raciones semánticas y el cuerpo. Los hallazgos de las ciencias naturales no pueden, por sí mismos, elaborar definiciones del trastorno mental (Berrios, 2011).

En conclusión, es posible afirmar que considerar a los objetos de investigación/intervención/diagnóstico de la Salud Mental como clases naturales es viable únicamente luego de un proceso de reificación que invisibilice su condición de invenciones humanas, a la vez que, de acuerdo al pensamiento de este autor, dicha invención nunca podrá haber sido producto de las ciencias naturales.

Hacia nuevos modos de conceptualizar el padecimiento

Retomando la analogía del cuadrado, resultaría relevante para la cuestión del diagnóstico categorial preguntar a los supuestos espectadores qué ven en la siguiente figura.

Figura 2

Quizás la mayoría pueda contestar que se ven cuatro líneas rectas, el más detallista podrá describir en qué posición se encuentran o tal vez alguien suponga que se trata del cuadrado del ejemplo anterior que se ha desarmado. Como sea, las respuestas serán seguramente menos homogéneas que en la Figura 1.

Ahora que la alusión al tema del diagnóstico está clara, esta segunda figura nos puede servir para reflexionar acerca de lo que hacemos los profesionales de salud mental cuando nos encontramos en la clínica con algo que no podemos encuadrar en las categorías existentes, las que podríamos representar como se ven en la Figura 3.

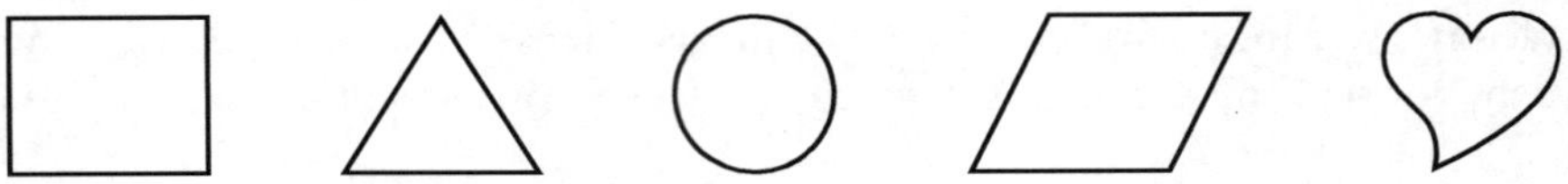

Figura 3

Según Berrios (2011), "Los clínicos pueden encontrarse perdidos cuando se enfrentan a combinaciones de síntomas mentales que no pueden ser configurados en un patrón reconocible".

Si podemos afirmar que las categorías con las que pensamos los problemas de salud mental no son clases naturales sino conceptos creados por las ciencias humanas –es decir, invenciones– tal vez podamos aprovechar los desafíos que nos brinda la clínica para desarrollar nuestro pensamiento y nuestra creatividad al servicio de encontrar nuevos modos de conceptualizar la locura y el sufrimiento humano.

Algunas preguntas

De este recorrido se desprenden algunas preguntas que nos podemos hacer los profesionales de la salud mental:

Al hacer diagnósticos, ¿cuántas veces "corregimos" lo que observamos para que se parezca a lo que ya conocemos o, simplemente, a lo que podemos nombrar?

¿Qué recortes realizamos al diagnosticar al sufrimiento mental a partir de las categorías existentes? ¿Qué dejamos por fuera de nuestro marco de conocimiento y acción a partir de dichos recortes?

¿Cuán rigurosos somos en el uso de los conceptos que utilizamos para realizar diagnósticos? Las categorías que utilizamos, ¿provienen siempre de marcos teóricos que conocemos y manejamos? ¿O, en ocasiones, tomamos prestados conceptos de marcos teóricos que no dominamos acabadamente y sobre los que terminamos realizando un uso que podría calificarse como de sentido común?

¿Es posible una práctica diagnóstica que, sin descartar los aportes conceptuales de la psicopatología, no requiera de la ubicación de los sujetos en categorías como algo imprescindible? ¿Cuáles serían sus ventajas y desventajas?

¿Cuán conscientes somos de que las categorías diagnósticas son conceptos, es decir, que son creaciones o invenciones humanas? ¿Nos permitimos pensarlas críticamente a partir de nuestra experiencia clínica?

Es preciso encontrar un equilibrio en el cual, sin dejar de ser absolutamente rigurosos con los conceptos que utilizamos, evitemos caer en dogmatismos que transformen a nuestras disciplinas en teorías muertas.

PARTE 3

La internación de niños, niñas y adolescentes

Capítulo V

Esos "locos bajitos"

Alejandro Michalewicz y Melina Trajtenberg

Mucha magia y mucha suerte tienen los niños que consiguen ser niños.

Eduardo Galeano, 2006.

Alguien quizás podría preguntarse, no sin una buena cuota de sentido común, qué hace un niño de 6, 8 o 12 años internado en un hospital psiquiátrico. Sin embargo, en la CABA esto dista de ser una excepción. A modo de ejemplo, durante 2013 fueron internados en el Hospital Tobar García 43 niños de entre 5 y 12 años (14 mujeres y 29 varones). Un 25% de ellos eran menores de 10 años y el 23% tuvo una internación que se prolongó por más de 100 días. Así lo indican datos del Departamento de Estadísticas del Hospital Infantojuvenil Carolina Tobar García.

Si el motivo que justifica una internación por Salud Mental en este rango etario (en el cual según la Ley 26.657 debe procederse según lo establecido para las internaciones involuntarias) es la existencia de un riesgo cierto e inminente para sí o para terceros. ¿Puede un niño tan pequeño encarnar algo semejante?

En este sentido, la propuesta es pensar críticamente algunas cuestiones que suelen ocurrir en el ámbito de una sala de internación en Salud Mental de niños y niñas. Se parte de la hipótesis de que existen niños que por el solo hecho de estar internados –o bien, de atribuírseles cierto diagnóstico psiquiátrico– son diferenciados del común de la niñez, modificándose el modo en que son leídas gran parte de sus conductas. De este modo, frecuentemente se interpretan como crisis, impulsividad o falta de aceptación de límites, muchas conductas y actitudes que son típicas de los niños y que probablemente no serían pensadas como patológicas si tuvieran lugar por fuera de ese contexto.

Resulta entonces importante partir de preguntarse qué es un niño, como un paso necesario para reflexionar luego acerca del lugar que se da a éstos en la internación: ¿Qué se espera de ellos en este dispositivo?

El niño y el Otro

Fernando Silva dirige el hospital de niños en Managua.

En vísperas de Navidad, se quedó trabajando hasta muy tarde. Ya estaban sonando los cohetes y empezaban los fuegos artificiales a iluminar el cielo cuando Fernando decidió marcharse. En su casa lo esperaban para festejar.

Hizo una última recorrida por las salas, viendo si todo quedaba en orden, y en eso estaba cuando sintió que unos pasos lo seguían. Unos pasos de algodón; se volvió y descubrió que uno de los enfermitos le andaba atrás. En la penumbra lo reconoció. Era un niño que estaba solo. Fernando reconoció su cara ya marcada por la muerte y esos ojos que pedían disculpas o quizá pedían permiso.

Fernando se acercó y el niño lo rozó con la mano:
–Decile a... –susurró el niño–. Decile a alguien, que yo estoy aquí.

Eduardo Galeano, 1989.

Desde el psicoanálisis, no se puede pensar a un niño si no es en relación a un Otro. Su constitución como sujeto –y su mera supervivencia– suponen siempre a otro. Ya sea un Otro que porte un deseo (de hijo) a cuyo objeto se identificará el niño como sujeto, si tomamos la teoría lacaniana, o bien una madre que cumpla suficientemente bien la función de sostén *(holding)*, si nos orientamos desde las conceptualizaciones de Donald Winnicott.

Según Alicia Stolkiner (2011), "Hay algo común a todas las infancias que se funda en la extrema indefensión del humano pequeño, la necesidad de cuidado como condición vital". Cabe preguntarse de qué cuidado se trata.[1]

Tal como ha quedado comprobado con la descripción de René Spitz (1974) del cuadro de hospitalismo –también llamado depresión anaclítica– en el cuidado humano no basta con garantizar la satisfacción de ciertas necesidades vitales básicas. Este psicoanalista hace referencia a un severo tipo de depresión que afecta a bebés que hayan sufrido privaciones emocionales, más allá de que puedan haber recibido los mejores cuidados materiales. Se lo llamó "hospitalismo" porque fue detectado en bebés que habían sido hospitalizados por períodos prolongados, en condiciones que los privaban de experimentar vínculos afectivos con sus Otros significativos. Esto constituye una clara muestra de que el cuidado tiene que ver con cuestiones vinculares incluso más que con las materiales, es decir, que el sujeto humano no puede pensarse desde la necesidad dejando por fuera la dimensión del deseo.

Si bien durante las internaciones las instituciones se ocupan de proveer a los niños de alimentos, abrigo, etc., pueden hallarse muchos niños pequeños internados en servicios de Salud Mental que no están acompañados por ningún adulto que se encuentre cumpliendo particularizadamente la función de cuidado.

Teniendo en cuenta que muchos de los niños internados llegan solos o provienen de hogares de acogimiento (cuyos referentes no suelen sostener los vínculos con ellos durante la internación), cabe preguntarse qué les ofrece el dispositivo de internación a estos niños que llegan con una profunda carencia de un Otro significativo.

Por otra parte, ¿qué ocurre con quienes son internados en el contexto de graves problemas vinculares en el seno familiar? ¿Se trabaja en el fortalecimiento de esos vínculos o la consecuencia de la internación es finalmente su disolución?

Todo esto resulta de crucial importancia, entre otras cosas, porque la existencia de un Otro que sostenga, que cuide, es lo que permite a un niño poder ocuparse del más serio de sus trabajos: jugar.

El juego precede al niño

El juego es el espejo en el que un sujeto se reconoce como niño.

Jorge Fukelman, 2001.

La ausencia de juegos y juguetes, la insuficiencia de actividades, la falta de espacios verdes y la casi inexistente intimidad son algunas situaciones que describen la configuración del lugar en el que un grupo de pacientes de entre 5 y 12 años pasa casi 24 horas al día. Resulta bastante difícil pensar que un ámbito de esas características pueda alojar algo del juego y, por lo tanto, de la niñez. Si cada "correteo", cada "griterío" suele ser inmediatamente acallado, interpretado como "desorden" o "descontrol", ¿cómo es posible *ser niño* en ese contexto?

En los días lluviosos, los niños suelen querer salir a jugar bajo la lluvia, chapotear en los charcos y meterse en el barro que se arma en el patio. La negativa a esto suele acarrear berrinches y enfrentamientos, que muchas veces terminan en sujeción física.

Ejemplos como éste ponen de manifiesto la dificultad que existe en las salas de internación para interpretar conductas infantiles como tales y poder alojarlas dentro del mismo dispositivo. Este despliegue de actividad potencialmente lúdica, ¿no podría utilizarse como un plano para intervenciones terapéuticas en lugar de ser limitado o reprimido?

El psicoanalista Jorge Fukelman plantea que los adultos tienen una función muy importante en la interpretación de las acciones de los niños; según él: "para que un niño o una niña estén jugando es necesario que se entienda que se trata de un juego; para que eso suceda el reconocimiento tiene que venir del Otro" (Fukelman, 2001). ¿Qué ocurre entonces cuando quien encarna este lugar no sólo no reconoce como juego ciertas conductas que podrían ser entendidas como tales, sino que además lo sanciona como patología? Parecería ser que en la internación no hay lugar para travesuras.

Lo disruptivo

La infancia y la adolescencia son disruptivas; los niños y los adolescentes son analizadores privilegiados de las instituciones. Sus actos develan y ponen en el discurso social y en las instituciones, aspectos naturalizados o invisibilizados.

Alicia Stolkiner, 2011.

A menudo, en la sala de internación ocurren episodios en los que niños pequeños se ponen agresivos.

Durante los primeros días de su internación, M., de 6 años, que se encontraba solo y provenía de un largo recorrido por hogares, presentaba reiterados episodios de heteroagresividad. Tiraba objetos, bancos o tachos, escupía y pegaba indiscriminadamente a pacientes y profesionales. No era sencillo identificar cuáles eran los motivos desencadenantes de esas crisis.

Pueden plantearse, a partir de este ejemplo de caso, dos cuestiones que se encuentran íntimamente relacionadas: cómo se responde frente a esas crisis y cómo son pensadas clínicamente.

Con respecto a las respuestas frente a las crisis, la más habitual en la sala de internación resulta la sujeción mecánica sumada a la aplicación de medicación extra. Si bien en ocasiones podría resultar inevitable la utilización de prácticas extremadamente restrictivas como éstas, vale preguntarse si se agotan previamente las alternativas. Cuando, en pos de controlar estas conductas de riesgo, se responde en espejo a la agresión liberada por los niños, ¿no se está contribuyendo a alimentar una espiral de agresión y violencia entre los pacientes y el equipo terapéutico? Así lo considera un estudio acerca de los incidentes relacionados con la contención mecánica realizado en Estados Unidos, citado por Flora de la Barra y Ricardo García (2009), en el que se concluye lo siguiente: "Los hechos previos al uso de la contención mecánica estaban constituidos por una escalada de conflictos que tenía su origen en la conducta del staff más que en la del niño".

Existen ocasiones en que una intervención que ofrezca un plano diferente, como es el juego, puede abrir líneas de fuga que no sólo encaucen el episodio, sino que posibiliten a su vez la elaboración de afectos no tramitados que puedan estar expresándose a través de la pura descarga motriz. El caso de M. brinda un ejemplo en este sentido.

> Durante su segundo día de internación, en el momento de retirarnos de la sala, M. comenzó con uno de los episodios de agresividad antes mencionados: tiró un banco. Ante esa acción le pregunté: "¿Es un puente?". Como no obtuve respuesta alguna por parte de él, le dije: "¡Ah, no! No me había dado cuenta... ¡es un caballo!". Y junto a su médica hicimos como que montábamos el caballo. Ante esto, M. dejó de golpear y comenzó a galopar con nosotros. Tiramos despacio otro banco y le propusimos jugar una carrera, lo cual lo entusiasmó mucho. Así, M. comenzó a jugar y la agresividad quedó a un lado. Cuando le dijimos que los caballos estaban cansados y debían irse a dormir, nos ayudó a levantar los bancos despacito, sin hacer ruido.

Las diversas maneras de responder frente a los episodios de agresividad se fundamentan, entre otras cosas, en distintos modos de pensarlos y conceptualizarlos. Resulta crucial poder preguntarnos qué lleva a un niño a reaccionar de esta forma, evitando atribuir dichas conductas únicamente a supuestos trastornos psiquiátricos que carecen en su conceptualización de toda referencia a las circunstancias de la vida de los sujetos. Se trata de no dejar de lado una cuestión central: el profundo padecimiento de quien protagoniza dichos episodios.

Finalmente, ante la fuerza con que social e institucionalmente se insiste en la consigna de que a los niños "hay que ponerles límites", se torna absolutamente necesario un trabajo de fundamentación conceptual acerca dicho enunciado; es decir, preguntarse qué debería limitarse y de qué manera.

Entre la puesta de límites y la construcción de legalidades

No hay que seguir discutiendo sobre los límites sino sobre las legalidades que constituyen al sujeto. El problema no está en el límite; el problema está en la legalidad que lo estructura, en la legalidad que lo pauta.

Silvia Bleichmar, 2011.

Muchas veces se espera que los niños sean capaces de respetar ciertas normas o limitar ciertas conductas, sin considerar qué es lo que permite lograr algo semejante a un sujeto que se encuentra en vías de constitución. Cabe recordar que la renuncia pulsional que implica acatar una norma tiene su génesis en la demostración de amor hacia el Otro y en el temor a la pérdida de ese amor. Vale como ejemplo de ello la aceptación del control de esfínteres por parte de los niños pequeños, es decir, su renuncia a evacuar en cualquier lado, por amor a la madre. Ahora bien, ¿qué sucede cuando para un sujeto ese amor aparece como ya perdido? ¿Cómo pensar el acatamiento de límites para quien parece estar completamente caído del Otro?

Yendo a la particularidad del dispositivo de internación, muchas veces se plantean a los niños normas excesivamente rígidas que se quieren imponer desde un lugar puramente autoritario. Según Bleichmar,

> Existen dos formas de autoridad: la que se pretende imponer desde el punto de vista de la puesta de límites y la que [tiene que ver] con la legislación que transmite aquel que tiene derecho ético a hacerlo. (...) Si la norma es arbitraria, está definida por la autoridad. En cambio, si la norma es necesaria, está definida por una legislación que pone el centro en el derecho o en la obligación colectivos (Bleichman, 2008).

Probablemente sea más arduo trabajar en el porqué de la necesidad de una norma que simplemente emitir una orden, pero no habría que subestimar el provecho que podría implicar la primera opción si se la toma como una intervención terapéutica.

Esta autora también sostiene que "la violencia es producto de dos cosas: el resentimiento por las promesas incumplidas y la falta de perspectiva de futuro" (Bleichman, 2008). Podría plantearse, en esa línea, que poder sostener y cumplir promesas y trabajar abriendo posibilidades de futuros más deseables resulta mucho más importante que poner límites arbitrariamente. La reducción de las manifestaciones agresivas ocurrirá entonces por añadidura.

Que sean niños los niños

En la búsqueda de aportar a la modificación de prácticas que se han demostrado absolutamente iatrogénicas, se realizó un análisis centrado en cierta modalidad con la que se practica la internación de niños y niñas en dispositivos de Salud Mental de la CABA. Sin embargo, ello no nos exime de preguntarnos cuáles son las alternativas que existen o bien qué prácticas novedosas podrían implementarse para abordar estos casos en forma ambulatoria.

Tampoco deberíamos prescindir de una reflexión más profunda acerca de qué circunstancias llevan a la necesidad de internar a un niño: ¿se trata de su "gravedad", de su "peligrosidad" o más bien de las falencias de una sociedad que primero lo deja caer y luego no cuenta con otros recursos para reparar su situación?

A lo largo de este escrito la intención fue rescatar la potencia del psicoanálisis para pensar la práctica de la internación. Consideramos que se trata de un marco teórico profundamente útil para analizar y replantear íntegramente el dispositivo y que si queda confinado únicamente al espacio de la psicoterapia se está desperdiciando gran parte de su riqueza.

El principal objetivo de este texto es el de rescatar la dimensión de niños de quienes se encuentran internados, que muchas veces queda perdida detrás de etiquetas diagnósticas y supuestas patologías. En esa línea, vale reproducir un fragmento del texto titulado *Deseos para niños*, de Mex Urtizberea (2007).

> *Que sean niños los niños. Todo lo aniñados que quieran. Todo lo infantiles que quieran. Todo lo ingenuos que quieran. Que hagan libremente sus niñerías.*
>
> *Que sean niños los niños y se los deje preguntar sin levantar la mano, formar filas torcidas.*

Que sean niños, no "el repetidor" o "el conflictivo" o "el que nunca trae los deberes". Que se los llame a trabajar con la imaginación o con lápices de colores.

Y que los niños sean lo importante, que por ellos lleguen a un acuerdo los que nunca se ponen de acuerdo; que por ellos hagan algo los que nunca hicieron nada. Que sean lo intocable, la gran coincidencia en cualquier discusión ideológica.

Que se los deje ser niños, todo lo niños que quieran. Que ejerzan en paz el oficio de recién llegados.

Que sean niños los niños y que no dejen de joder con la pelota...

NOTA

1. Acerca del concepto de cuidado ver Michalewicz, Pierri y Ardila (2015), y el capítulo "Episodios de excitación psicomotriz: ¿qué contención?" de este mismo libro.

Capítulo VI

Episodios de excitación psicomotriz: ¿qué contención?

El propósito ahora es poner sobre el tapete una práctica cuyo nombre técnico es "sujeción mecánica terapéutica" que, con ciertas variantes, se lleva a cabo en muchos hospitales, particularmente en los dispositivos de internación. Consiste en atar al paciente a una cama con el objetivo de evitar que se produzca lesiones a sí mismo (o a terceros) en el curso de un episodio de excitación psicomotriz. En la jerga hospitalaria se la suele mencionar como "contención física" o simplemente "contención".

De las tres acepciones que el diccionario de la Real Academia Española ofrece para el verbo "contener" hay dos que aceptan a una persona como sujeto de la oración y ambas denotan la acción de reprimir (ya sea un movimiento o impulso, o una pasión).

Si bien la práctica en cuestión es utilizada en distintos ámbitos, nos limitaremos aquí a analizar su uso en el contexto de la internación en Salud Mental de niños, niñas y adolescentes.

Entre el cuidado y el control social

Tanto las políticas referidas a la infancia como el campo de prácticas que hoy se conoce como Salud Mental, han sufrido modificaciones a lo largo de su historia en sus objetivos y en sus fundamentos teóricos y éticos.

En relación con las primeras, la aprobación de la Convención sobre los Derechos del Niño por parte de la ONU en 1989 culminó un proceso de transformación radical, que implicó esencialmente el pasaje de la protección del niño como eje de las políticas a la protección de los Derechos del niño (Luciani Conde, 2008). En la República Argentina, esa modificación implicó dejar de considerar al niño como objeto de tutela –tal como lo hacía desde 1919 la Ley de Patronato (N° 10.903)– y pasar a considerarlo como sujeto de derechos. Esto tuvo su culminación en el ámbito normativo con la sanción en 2005 de la Ley Nacional de Protección integral de los Derechos de las niñas, niños y adolescentes (N° 26.061) (Luciani Conde, 2008).

En cuanto a las prácticas de atención al padecimiento mental, se puede ubicar un cambio de paradigma semejante en el pasaje (aún inacabado) de la psiquiatría asilar a la Salud Mental. Este tránsito es caracterizado por Galende (2008) como una crisis de la ética que gobernaba las relaciones humanas en los manicomios, que se produjo luego de que, Segunda Guerra Mundial mediante, se visualizaran las analogías entre los establecimientos asilares y los campos de concentración. Este autor menciona, a su vez, cómo el desarrollo de la tecnología que tuvo lugar a partir de la segunda mitad del siglo XX planteó la necesidad de incrementar el control ético sobre las acciones médicas. Siendo este último un proceso que incumbe a la medicina en su totalidad, en el caso de la psiquiatría pudo verse reflejado, entre otras cosas, en el surgimiento de nueva legislación internacional –con su correlato en la legislación de los numerosos países que encararon sus procesos de reforma–, dirigida a establecer resguardos y garantías para los pacientes a ser reconocidos y tratados como sujetos de pleno derecho.

Puede observarse entonces cómo el punto en común entre ambos cambios de paradigma tiene que ver con pasar a reconocer como sujetos de derecho a dos colectivos que no siempre fueron considerados como tales: los niños y los "enfermos" mentales.

En la actualidad, la articulación entre las políticas de infancia y las prácticas en Salud Mental constituye un eje crucial a ser pensado. Teniendo en cuenta el nivel de desarrollo en que se encuentra el proceso de medicalización de la infancia y el particular modo de expresión que el mismo adopta en el caso de niños, niñas y adolescentes en situación de vulneración de derechos, Alicia Stolkiner (2009) advierte acerca del riesgo de que la tutela del patronato, que se deslegitimó frente al paradigma de la protección integral de derechos, retorne bajo el disfraz de la atención psiquiátrico-psicológica.

De este modo, tanto las prácticas de Salud Mental como las de protección de la infancia deben pensarse orientadas por dos lógicas contradictorias, aunque no mutuamente excluyentes: el control social y el cuidado. Estas lógicas atraviesan las prácticas en proporciones diversas según el caso.

En el sentido con que se utiliza aquí el término, el control social podría definirse como el conjunto de formas organizadas por medio de las cuales una sociedad da respuesta a conductas de grupos sociales o individuos a los que califica como desviados, preocupantes o amenazadores (Cohen, 1985).

El cuidado, por su parte, puede considerarse una condición humana fundamental (Heller, 2011) que encuentra campos potenciales de expresión en las prácticas de Salud y en las de protección de derechos, entre otras. Cristina Chardón y Graciela Scarímbolo (2011) lo definen como un sistema de actividades destinado a promover y sostener la vida y la calidad de vida de las personas, caracterizado por la construcción de un lazo social tierno que tenga en cuenta la posibilidad de alojar al otro en acto.

Fernando Ulloa, por su parte, ha trabajado profundamente el concepto de ternura planteándola como condición de posibilidad de los primeros –y fundantes– cuidados que recibe un ser humano: los cuidados parentales. Según este autor:

> La ternura, siendo de hecho una instancia ética, es inicial renuncia al apoderamiento del infantil sujeto. (...) Esta coartación del impulso de apoderamiento del hijo (...) genera dos condiciones, propias de la ternura: la empatía, que garantizará el suministro adecuado (calor, alimento, arrullo, palabra) y como segundo y fundamental componente, el miramiento. Tener miramiento es mirar con amoroso interés a quien se reconoce como sujeto ajeno y distinto de uno mismo (Ulloa, 1995).

A las dos condiciones mencionadas como propias de la ternura (empatía y miramiento), Ulloa sumó posteriormente el buen trato. Así se completa una tríada que puede considerarse también dentro de los fundamentos del cuidado. Finalmente, el cuidado podría definirse como una ética, una posición en relación al otro, sustentada en su reconocimiento como sujeto de derechos (Michalewicz, Pierri y Ardila, 2015).

Este breve recorrido teórico intenta aportar herramientas que nos permitan a los profesionales pensar y contextualizar qué estamos haciendo cuando intervenimos en Salud Mental –por ejemplo, sujetando un niño a una cama– y, fundamentalmente, para qué lo estamos haciendo. Separar la paja del trigo respecto de qué es cuidar al otro y qué es aportar a su control resulta un buen ejercicio para quienes, por nuestro rol social, podemos terminar encarnando, a veces involuntariamente, ciertas funciones represivas o normalizantes.

El sábado de Gabriel

El relato de un psicólogo sobre una experiencia vivida en el contexto de una guardia hospitalaria puede servir para analizar algunas de estas cuestiones.

Sábado por la mañana en la guardia del hospital. Llaman para decir que Gabriel tuvo que ser "contenido" porque le había pegado a otro niño de la sala. Yo ya había escuchado algo acerca de Gabriel, un niño de 12 años de edad internado desde hacía largo tiempo, y también lo había visto alguna vez por los pasillos.

Cuando la médica de guardia y yo llegamos a la sala, estaba atado a su cama y gritaba con todas sus fuerzas; su cara estaba completamente roja y sus manos hinchadas por la manera en que, en su esfuerzo por zafarse, se las estaba estrangulando con las vendas que lo sujetaban. Me paré al lado suyo preguntándome qué podría o debería hacer, mientras la médica de guardia intentaba hablar con él para tranquilizarlo, aunque sin obtener mayores resultados. "Dame algo" terminó pidiendo Gabriel, quizás ante la desesperación o tal vez por costumbre. Yo vacilé unos segundos desconcertado acerca de su pedido, pero la respuesta de la médica cerró prontamente el sentido de la demanda: "Dale un Lorazepam intramuscular", le dijo a la enfermera.

Nos quedamos con él junto a una psicóloga de la guardia. Me acerqué entonces a presentarme, ya que mi papel de espectador anónimo de su desesperación ya me estaba incomodando demasiado. Me agaché para poder estrechar su mano aún atada a la cama y le dije mi nombre. "Se saluda con la derecha", me dijo, a lo cual yo le contesté que el que estaba al revés era él y nos reímos. Me dirigí al otro lado de su cama para que me pudiera dar su mano derecha y vi un peluche en la cama de al lado; se lo acerqué y me dijo que era suyo, le pregunté entonces si tenía nombre. Dudó un minuto y terminó diciendo "Se llama Gabriel". Se quejó de que le dolía el pie derecho e intenté aflojarle la venda. Mientras conversábamos se empezó a desatar las manos él solo, evidentemente no era la primera vez que lo hacía ya que lo logró con facilidad. Tomó al peluche "Gabriel" y con la venda que se había quitado comenzó a atarlo justo en la pata derecha.

Arrodillado, sin poder trasladarse por tener aún una pierna atada, me tiró un peluchazo y luego lo recogió con la venda; yo podría haberlo entendido como una agresión, pero preferí pensar que se trataba de un juego, una especie de *fort da*, y me dispuse a hacer de blanco móvil por un rato. "Hacelo pasar por el piso que yo lo salto", le propuse, improvisando el viejo juego del "reloj". Mi idea le encantó y a los tres minutos mi compañera, dos niños más de la sala de internación y yo nos divertíamos saltando la soga. Gabriel coordinaba el juego desde su obligada posición y, por un rato, nos olvidamos de dónde estábamos. Sin embargo, reconozco que en más de un momento me sentí profundamente ridículo, saltando a la soga con un niño de 12 años atado a su cama: ¿en qué extraño lugar me ubicaba esa situación? ¿Qué me impedía simplemente desatarlo? Creo que no hizo ni falta ordenar la descontención ya que, muy tranquilo, Gabriel terminó de desatarse las vendas el mismo. Entonces lo acompañamos al patio y nos despedimos.

Un par de horas después, una compañera de guardia que pasaba por la sala encontró a Gabriel nuevamente "contenido", gritando más que antes y pidiendo por mí. Fui hasta donde estaba y le pregunté qué había pasado: "Ese hijo de puta me estaba molestando", dijo, refiriéndose a uno de los enfermeros. A lo que éste contestó: "Gabriel es así, se descontrola y siempre termina igual, estaba haciendo un desastre en la sala; intentamos avisarles pero no anda el teléfono de la guardia".

Otra vez quedaba yo en una posición incómoda: ante lo manifestado por el niño ¿debía descreer de lo que me decía el enfermero? ¿O debía aceptarlo sólo por el hecho de que el otro era un niño y un "paciente psiquiátrico" (algo así como el súmmum de los "sin voz")?

Por un lado, me planteé la difícil situación a la que se ven enfrentados los enfermeros que se encuentran a cargo de un niño que, por ejemplo, comienza a revolear objetos, a golpear o golpearse. Pero, ¿y si fuera cierto que, como decía Gabriel, el enfermero lo estaba molestando? Me angustié de sólo pensar en la brutal encerrona trágica (Ulloa, 1995) a la que el niño se encontraría sometido si fuese tal el caso. Finalmente logramos que lo "descontuvieran" bajo nuestra responsabilidad. Mientras el enfermero desataba a Gabriel lo escuché decirle que si no se portaba bien iba a terminar así nuevamente.

Más tarde, la tercera vez, los enfermeros llamaron por teléfono. Sin embargo, no llegamos a tiempo: cuando entramos a la sala, Gabriel tiraba piedras contra los vidrios y, así como unas horas antes había pedido por mí, ahora no registraba siquiera que le estaba hablando. Intentamos calmarlo, exponiéndonos a los piedrazos, pero cuando revoleó una silla en medio del salón no nos dejó mucha opción. Cuando lo acompañábamos a su tercera "contención" del día, varios enfermeros nos dijeron, aleccionadores: "Es Gabriel, él es así".

Pensar la contención

Existe una demanda social y jurídica hacia los profesionales e instituciones de Salud Mental para que "hagan algo" con quien se encuentra, como se dice, "descontrolado". La excitación psicomotriz es uno de los paradigmas de esta situación e involucra un riesgo para la integridad física tanto de quien la sufre como de quienes están a su alrededor. Si esto ocurre en el ámbito de un hospital, el marco legal impone a los profesionales que se encuentren a cargo la función de prevenir posibles lesiones.

Las preguntas que surgen inevitablemente son, por un lado, si constituye la sujeción mecánica la única contención que puede ser ofrecida por un profesional de la Salud Mental. Por el otro, si existen distintos modos en que puede realizarse dicha práctica, en caso de ser la única alternativa posible. En resumen, cómo lograr que nuestras intervenciones como profesionales ante los episodios en cuestión puedan ir más allá de la simple función legal de evitar daños y que no se agote en esa instancia el cuidado que intentamos brindar a quien se encuentra transitando un profundo padecimiento psíquico.

Considerando que en algunos casos tal vez sea inevitable que un niño deba ser sujetado para evitar un riesgo cierto o inminente, ¿cómo lograr que esta práctica pueda constituirse en una intervención en pos de su salud mental?

Los movimientos, impulsos y pasiones que constituyen un episodio de excitación psicomotriz se caracterizan por su mutismo, no en el sentido de ser silenciosos sino por desarrollarse en una total carencia de palabras que puedan inscribirlos en un orden de sentido. Así pues, tal vez sean justamente palabras lo que podamos aportar los profesionales de Salud Mental: palabras que ayuden tanto a ligar algo del exceso pulsional con el que se enfrentó el sujeto en dicho episodio, como a significar en tanto práctica de cuidado la medida extrema que debió adoptar. El término "contener" tomaría de esta manera un sentido distinto al de "reprimir" y se acercaría más a lo que queremos expresar cuando hablamos de "dar contención".

Una manera de realizar la maniobra de contención consiste en que el profesional se quede acompañando al niño durante todo el tiempo que se extienda la medida de sujeción mecánica, explicándole que se tuvo que tomar esa decisión para cuidarlo, ya que en su reacción ante la bronca o la angustia que estaba sufriendo podía terminar lastimándose. Otra muy distinta es que, como ocurrió con Gabriel, se lo deje atado en una habitación y se le diga, mientras se lo desata, que si no se porta bien va a terminar así nuevamente. La acción de atar a alguien a una cama es fenoménicamente la misma, pero las consecuencias subjetivas son opuestas: en el primer caso se trata de una práctica potencialmente subjetivante que se orienta hacia el derecho de los niños a ser cuidados de los riesgos que implican las pasiones mudas que padecen. En el segundo caso, se los ubica francamente como objetos de una práctica de disciplinamiento.

Otro punto a considerar es la necesidad de pensar qué caminos llevaron a un niño a la situación en que se hace necesaria una intervención semejante. Pensar estos caminos evita caer en conclusiones que atribuyan las causas de los comportamientos únicamente a factores individuales, situando al ser en el lugar de la causa ("Es Gabriel, él es así") y coagulando modalidades de reacción. La pregunta sería ¿qué llevó a Gabriel a habituarse a reaccionar así, a tener ese comportamiento como única alternativa?

Por otra parte, el caso de Gabriel resulta un buen analizador para reflexionar acerca del lugar de los enfermeros en el equipo de Salud Mental. Podría considerarse que, en muchos casos, la separación que existe entre ellos y el resto del equipo de guardia favorece que se sitúen en posiciones de abuso de autoridad o como puros agentes de disciplinamiento/control, en lugar de constituirse como valiosos profesionales de la Salud Mental que pueden aportar al trabajo en equipo desde su fundamental presencia en la cotidianidad de los pacientes.

Por último, resulta éticamente necesario plantearnos qué implicancias tiene para la subjetividad de un niño el ser sometido repetidas veces a prácticas de este tipo significadas como una forma de disciplinamiento. ¿Existirá alguna alternativa?

Como un punto de partida, consideramos que la modificación de prácticas que se encuentran naturalizadas por los actores de un determinado campo no puede lograrse sin la apertura de espacios colectivos de reflexión acerca de la propia praxis.

Capítulo VII

La multiinstitucionalización como modalidad de abordaje[1]

Alejandro Michalewicz y Juan Noel Varela

Este capítulo tiene como objetivo describir y analizar cierta modalidad con que suelen abordarse actualmente las problemáticas complejas que presentan niños, niñas y adolescentes en situación de fragilidad psicosocial y/o vulneración de derechos. Se hará referencia a un escenario que se constituye en el entrecruzamiento entre dos campos: las políticas de infancia y la atención en Salud Mental.

En el caso particular de la CABA, la Asesoría General Tutelar ha denunciado la centralidad que tiene el recurso de la institucionalización dentro de las respuestas que ofrece el Estado, llamando la atención asimismo acerca de la insuficiencia de políticas de revinculación y fortalecimiento familiar (Musa, 2012). Los últimos datos publicados por este organismo corresponden a 2012 e indican que al finalizar ese año se registraban 1.049 niños, niñas y adolescentes institucionalizados en dispositivos de albergue, y que el promedio de permanencia de los alojados era de dos años. También informa la Asesoría General Tutelar que en ese año fueron notificadas 327 internaciones producidas en hospitales de la CABA por razones de salud mental y 138 internaciones en comunidades terapéuticas, correspondientes a personas menores de 18 años (Musa, 2013).[2]

La institucionalización, que en teoría constituye una medida excepcional, limitada en el tiempo y de último recurso para proteger los derechos de niños, niñas y adolescentes en situación de vulnerabilidad, puede, paradójicamente, constituirse en una violación de esos derechos cuando se prolonga más de lo indicado o cuando tiene lugar en condiciones no respetuosas de los derechos humanos. Esto se complejiza particularmente cuando, tal como se ha descrito, este tipo de medidas tiene lugar en el marco de situaciones de desafiliación[3] que dificultan el necesario proceso de reinserción social (Michalewicz, 2011). En este sentido, se ha hecho referencia a la existencia de niños, niñas y adolescentes que, a partir de sus largos y profusos recorridos por instituciones de niñez y Salud Mental, se constituyen como "usuarios del sistema" (Michalewicz, 2011). Sin embargo, lejos de resolver su problemática, la mayoría de dichos recorridos tienen el carácter de derivas institucionales (Barcala, 2011).

Por otra parte, resulta observable para quienes nos desempeñamos en el campo de la Salud Mental en la CABA la creciente cantidad de instituciones que intervienen actualmente cada vez que un niño, niña o adolescente es institucionalizado, así como son evidentes las dificultades existentes para que dichos actores intervengan en forma articulada.

Así pues, nuestra propuesta consiste en hacer foco en los entramados de intervenciones que, a modo de respuesta, suelen conformarse en cada caso. Sostenemos la hipótesis de que la disgregación con que suelen intervenir los profesionales e instituciones termina complejizando aún más la difícil situación en que se encuentra un importante número de niños, niñas y adolescentes que se atiende en los servicios de Salud Mental en la actualidad.

El método que proponemos es el planteamiento de casos paradigmáticos que permitirán analizar algunos de los problemas que surgen habitualmente a partir de las respuestas que el Estado suele ofrecer para estas personas.

Organismos intervinientes en las institucionalizaciones

En la siguiente tabla se detalla la gran cantidad de organismos que suelen intervenir en los procesos de institucionalización de niños, niñas y adolescentes en la CABA.

Detalle de los organismos intervinientes

Instituciones nacionales	**Secretaría de la Niñez, Adolescencia y Familia (SENNAF)**: dependiente del Ministerio de Desarrollo Social, es el organismo especializado en materia de niñez, adolescencia y familia. Debe garantizar el funcionamiento del CONNAF.
	Consejo Nacional de Niñez, Adolescencia y Familia (CONNAF): encargado de concertar y llevar adelante políticas de protección integral de niños y adolescentes y sus familias, y de crear junto con la SENNAF un plan nacional de acción.
	Juzgados Nacionales en lo Civil: controlan las medidas de internación de niños, niñas y adolescentes en el ámbito de la CABA.
	Defensoría General de la Nación: institución encargada de asegurar la efectiva asistencia y defensa judicial de los derechos de las personas. Este organismo, a su vez, cuenta con tres dispositivos: - **Unidad de Letrados (art. 22, Ley 26.657)**, - **Defensorías Públicas de Menores e Incapaces**, - **Tutorías y Curadurías Públicas**.

Instituciones de la CABA	**Consejo de los Derechos de Niñas, Niños y Adolescentes (CDNNyA)**: organismo especializado en la materia, que promueve y articula las políticas para el sector. Cuenta con: - **Defensorías zonales,** - **Guardia Permanente de Abogados.**
	Dirección General de la Niñez y Adolescencia (DGNyA): área responsable de organizar y brindar las prestaciones necesarias para dar respuesta a los derechos sociales vulnerados. Dependen de ella: - **Equipo Móvil (línea 108),** - **Programa de Fortalecimiento de Vínculos,** - **Paradores.**
	ONGs: instituciones que han suscrito un convenio con el Gobierno para albergar niños, niñas y adolescentes en situación de vulneración de derechos. Hay dependientes de: **- Ministerio de Desarrollo Social** **- Dirección de Salud Mental.**
	Asesoría General Tutelar: controla la legalidad de los procesos. Para esto promueve el resguardo de derechos individuales o colectivos y lleva adelante acciones de inconstitucionalidad ante normas que afecten los derechos de niños, niñas y adolescentes y personas afectadas en su salud mental. Cuenta con: - **Equipo Público de Abogados del Niño**.
	Hospitales: internan niños, niñas y adolescentes por problemáticas de salud mental.
Instituciones de la provincia de Buenos Aires	**Servicios zonales**: responsables de la correcta implementación del sistema de la protección integral de los derechos de los niños, niñas y adolescentes en el ámbito de la provincia de Buenos Aires.
	Servicios locales: su función primordial es la de facilitar la accesibilidad a programas y planes disponibles en la comunidad a niñas, niños y adolescentes que vean amenazados o violados sus derechos
	Juzgados de Familia: controlan las medidas de internación en el ámbito de la provincia de Buenos Aires.
	Asesores de Menores e Incapaces: encargados de ejercer la representación legal de niños, niñas y adolescentes que atraviesan una situación de vulneración de sus derechos.
	ONGs: instituciones ubicadas en la provincia de Buenos Aires que realizan convenios con el Gobierno de la CABA para alojar niños, niñas y adolescentes en situación de vulneración de derechos.

Si bien la descripción pormenorizada de las funciones que lleva adelante cada uno de estos organismos excede los objetivos de este escrito, vale la pena puntuar tres cuestiones que complejizan el escenario en que operan.

La primera tiene que ver con el desfase que existe en la región denominada Área Metropolitana de Buenos Aires (AMBA) entre los límites político administrativos establecidos y la dinámica real de circulación de personas y utilización de servicios. A pesar de la existencia de delimitaciones jurisdiccionales y políticas, la ciudad y el conurbano constituyen un espacio sociourbano en interacción permanente, especialmente en cuanto a utilización de servicios de salud (Stolkiner, 2008); algo similar ocurre con las instituciones que atienden a niños, niñas y adolescentes en situación de vulneración de derechos. Así pues, es posible caracterizar al AMBA como un espacio territorial continuo cuya circulación de personas, bienes y servicios le otorgan las características de un área integrada (Comes y Fures, 2012). Por lo tanto, ningún análisis sobre el tema en cuestión puede dejar de considerar la interacción entre la ciudad y el conurbano.

En segundo lugar, por haber albergado históricamente el territorio de la CABA a la Capital Federal del país (que era dependiente del Poder Ejecutivo Nacional), la vida política de la ciudad estuvo siempre conducida por instituciones que pertenecían al ámbito nacional. El complejo ordenamiento normativo que implica el hecho de que las principales instituciones del Estado nacional tengan asiento en la CABA, y la de algún modo reciente autonomía funcional que caracteriza a dicho territorio, generan confusiones y ciertas zonas grises en la delimitación de los ámbitos de actuación de algunos de los actores que operan en el mismo.

Como último punto, se debe considerar el cambio de paradigma con relación a las políticas de infancia que se consolidó en la Argentina con la sanción, en 2005, de la Ley Nacional de Protección Integral de Derechos de Niñas, Niños y Adolescentes (N° 26.061) y la consecuente derogación de la Ley de Patronato (10.903) vigente desde 1919. Este cambio implicó esencialmente el pasaje de la protección del niño, como eje de las políticas, a la protección de los derechos del niño (Luciani Conde, 2008). Esa transición del modelo de la situación irregular al paradigma de la protección integral fomentó un proceso de redefinición de los roles y funciones de las instituciones con competencia en temas de infancia, cuyo origen, razón de ser y funcionamiento institucional respondieron durante décadas orgánicamente al modelo que se pretendía dejar atrás (Musa, 2010). Puede pensarse que este no es un proceso acabado, ya que si bien el nuevo escenario plantea las posibilidades de ajustar las políticas sociales de niñez/adolescencia a una perspectiva basada en la garantía de derechos, ello se enfrenta, entre otras cosas, con la dificultad que presenta la deconstrucción de un modelo de prácticas naturalizadas por los actores del campo (Luciani Conde, 2008).

Algunos escenarios de la institucionalización

Las premisas descritas ayudan a comprender cómo suele distribuirse la participación de los distintos organismos en los procesos de institucionalización. A continuación, se ilustrarán algunos escenarios posibles mediante ejemplos de casos. Se tomarán dos modelos: las internaciones psiquiátricas y el alojamiento en instituciones de albergue.

Cabe aclarar que tanto la diversidad en los modos de presentación del padecimiento como algunas variaciones en las respuestas que plantea el Estado conforman numerosas y diversas situaciones que hacen de este un campo en constante modificación. Más allá de esto, la mayoría de las problemáticas que acarrea esta modalidad de atención suelen persistir inmutables.

Internaciones psiquiátricas en hospitales de la CABA

Cada vez que un niño es internado por causas de Salud Mental en un hospital de la CABA, una serie de organismos intervienen en el control de la legalidad e implementación de dicha medida: Juzgado Nacional en lo Civil, Defensoría Nacional de Menores e Incapaces, Unidad de Letrados de Personas Menores de Edad, artículo 22 Ley N° 26.657, CDNNyA y AGT, entre otros.

En caso de que el niño se encuentre impedido de retornar a la convivencia con su familia de origen, ya sea por causas previas o por las que puedan surgir durante la internación, las estrategias elaboradas para su externación suelen dar intervención a nuevos organismos. Si, por ejemplo, resultara necesario su alojamiento en una institución de albergue, deberá intervenir entonces la DGNyA o la Dirección General de Salud Mental de la CABA (DGSM), según cuál sea el tipo de establecimiento que se piense adecuado.

Se deberá articular, a su vez, con la institución de albergue designada, en pos de trabajar en el proceso de externación. Simultáneamente, puede comenzar a trabajar el Programa de Fortalecimiento de Vínculos, en el abordaje de la problemática familiar.

Isabel es una niña de 11 años encontrada en situación de calle en la CABA por el equipo móvil de Niñez. Si bien posee domicilio en la provincia de Buenos Aires, se decidió alojarla en un parador perteneciente a una ONG que tiene convenio con la DGNyA de la CABA. Isabel permaneció en dicho establecimiento por unos días hasta que, debido a un cuadro de excitación psicomotriz, fue llevada a la guardia de Salud Mental de un hospital de la Ciudad. Allí se decidió internarla por considerar que, a causa de su impulsividad, presentaba riesgo cierto e inminente para sí y para terceros, con lo cual el Servicio de Internación del hospital puso en conocimiento de la medida a los organismos de control correspondientes: el Juzgado Nacional en lo Civil que resultó designado, la Defensoría Nacional de Menores e Incapaces correspondiente, la Unidad de Letrados, la CDNNyA y la AGT.

A su vez, el Servicio Social de dicho hospital se puso en contacto con el Servicio Local de Protección de Derechos de la localidad en la cual la niña tenía su domicilio. De esta manera se tomó conocimiento de que ya existía una intervención de dicho organismo a causa de situaciones de maltrato sufridas por Isabel en el ámbito doméstico.

Si bien el cuadro psiquiátrico que motivó la internación de la niña cedió a las pocas semanas, hubo factores que prolongaron su estadía en el hospital. La situación existente en el hogar familiar impidió su revinculación, lo que hizo necesario contar con un dispositivo de albergue adecuado para su alojamiento. En primera instancia, el recurso debía ser provisto por el Servicio de Protección de los Derechos de la localidad correspondiente a su domicilio, pero como esto no sucedió en los tiempos correspondientes, se solicitó a los organismos de la CABA que consiguieran una vacante en un dispositivo con convenio con este distrito.

El primer punto a considerar en este ejemplo de caso (que no por evidente deja de ser válido de destacar) es la cantidad de organismos que intervienen en una situación que, con leves variantes, puede representar a un importante número de situaciones similares que se atienden cotidianamente en los hospitales de la CABA en los que se internan niños, niñas y adolescentes por problemáticas de Salud Mental: el Hospital Infantojuvenil Carolina Tobar García, el Hospital Elizalde, el Hospital Ricardo Gutiérrez y el Hospital de Emergencias Psiquiátricas Torcuato de Alvear (para adolescentes a partir de los 14 años). En el caso planteado, intervinieron once organismos en la situación de una sola niña en un período que podría haber sido no mayor a un mes.

Otro asunto que ilustra el ejemplo tiene que ver con la condición de extraña jurisdicción que implica para los organismos nacionales y de la CABA la relación con los municipios de la provincia de Buenos Aires, donde muchas veces tienen domicilio los niños internados. Esto obstaculiza su posibilidad de intervenir instando a que se aborde la problemática familiar y se trabaje el proceso de revinculación.

En los casos de niños con domicilio en la provincia de Buenos Aires, es el Servicio Local correspondiente el que debería trabajar con la problemática familiar, para lo que resulta imprescindible que pueda articular con los profesionales tratantes del hospital, a pesar de las distancias geográficas existentes. Asimismo, es ese organismo el que debe, en primera instancia, proveer el dispositivo de albergue para el niño. En las situaciones en que esto no ocurre (lo que puede prolongar por causas sociales una internación psiquiátrica) la mencionada situación de extraña jurisdicción dificulta a los organismos que controlan la internación el poder intimar al Servicio Local a buscar una alternativa para el niño.

En los casos en que no existan recursos de albergue en la localidad en que tiene su domicilio, los niños deberán ser alojados en un hogar de la CABA. Esto atenta contra su derecho de conservar sus vínculos comunitarios y también podría dificultar posteriormente su proceso de desinstitucionalización.

Federico es un adolescente con domicilio en la CABA que fue internado en un hospital de la ciudad por presentar una patología dual. Tras ser compensado su cuadro psiquiátrico, se decidió derivarlo a una comunidad terapéutica con convenio con el Ministerio de Desarrollo Social. Debido a que la gran mayoría de estas entidades se encuentran ubicadas en la provincia de Buenos Aires (Bottini, 2012), el adolescente terminó siendo alojado en una situada en un municipio de la provincia, a gran distancia de su domicilio.

Por otra parte, durante su estadía en el hospital, Federico había establecido un buen vínculo con el abogado de la Unidad de Letrados de Personas Menores de Edad art. 22 Ley 26.657, lo que constituyó un factor importante en la estrategia terapéutica implementada. Sin embargo, su derivación a un efector por fuera de la CABA implicó que cesara la intervención de este letrado y que, según los alcances de la disposición 516/12 de la Defensoría General de la Nación, se designara para su defensa técnica un curador público.

Un posterior planteo de competencia que se articuló en el expediente que, con relación a la internación de Federico tramitó ante la Justicia Nacional en lo Civil, trajo aparejado que las actuaciones judiciales pasaran a tratarse ante la justicia de la localidad donde se ubica la comunidad terapéutica (CSJN, 2005). Esto generó que el curador público fuera reemplazado por un asesor de menores e incapaces, actuante en aquella jurisdicción.

En este ejemplo de caso se percibe, en primer lugar, una deficiente distribución geográfica de los recursos. Así como la mayoría de los partidos del conurbano no cuentan con centros de internación psiquiátrica para niños, niñas y adolescentes ni dispositivos de albergue adecuados y suficientes, la CABA no cuenta en su propio territorio con suficientes comunidades terapéuticas para alojar a todos los adolescentes domiciliados en esta jurisdicción que así lo requieren. Esta situación no sólo vuelve a demostrar una deficiencia en la respuesta estatal para garantizar el sostenimiento de los vínculos comunitarios, sino que además incide directamente en el incremento de la cantidad de actores que intervienen en las institucionalizaciones.

Por otra parte, la existencia de sucesivos cambios en la persona que ejerce la defensa técnica de los niños, niñas y adolescentes va en detrimento tanto de los vínculos que estos pudieran establecer con los profesionales, como en la posibilidad de que los organismos que intervienen puedan llevar adelante estrategias sostenidas en el tiempo.

Alojamientos en instituciones de albergue

Según la normativa vigente, en el ámbito de la CABA el alojamiento de niños, niñas y adolescentes en instituciones de albergue es una estrategia de último recurso para resguardar sus derechos, en los casos en que la continuidad de su convivencia con el grupo familiar pudiera estar vulnerándolos. Quien puede dictar una medida administrativa en ese sentido es el CDNNyA, o alguna de sus defensorías zonales. Y ésta puede ser una medida especial de protección de derechos (cuando se la dicta en el marco de la Ley 114 de la CABA) o excepcional de protección de derechos (cuando se la dicta en el marco de la Ley Nacional 26.061).

La gran mayoría de las instituciones de albergue, el 95% de ellas, según datos de la AGT (Bottini y otros, 2012), son ONGs que tienen convenio con el GCABA. Entre ellas existen siete modalidades de atención que se diferencian en función de su población objetivo. Si bien anteriormente todas las modalidades existentes establecían convenio con la DGNyA, en la actualidad existen ciertas modalidades de atención que establecen convenios con la DGSM. Este cambio puede pensarse como un avance en la medicalización del padecimiento psicosocial.

Con respecto al control de legalidad, cuando se trata de una medida excepcional corresponde que sea examinada por un Juzgado Nacional en lo Civil, con la intervención de un funcionario de la Defensoría General de la Nación. Y cuando es una medida especial, el control judicial tiene lugar únicamente cuando es requerido por alguna de las personas habilitadas para ello.

Al igual que ocurre con las internaciones en dispositivos de atención en Salud Mental, tanto la AGT como el CDNNyA, pueden constituirse como contralores de la medida. A su vez, existen equipos de supervisión pertenecientes a la DGNyA y a la DGSM. Los controles implementados son tanto en relación con los casos particulares como con el funcionamiento de las instituciones y las condiciones en que se encuentran las mismas. Desde 2012, se suma a esto el equipo público de abogados de niños, niñas y adolescentes creado por la AGT con el objetivo de proporcionar un abogado gratuito y especializado a estas personas, cuando se encuentren afectadas por un proceso administrativo o judicial (Musa, 2013).

Jonathan es un adolescente que desde hace 15 años está alojado en un hogar convivencial de la CABA por una problemática de violencia familiar. Cuando fue derivado, el niño vivía con sus padres en un partido del conurbano bonaerense y al haber sido un Juzgado de dicho distrito el que determinó la medida de abrigo, la derivación fue probablemente realizada a través del organismo nacional existente entonces, que tenía convenio con la ONG a la cual pertenece aquel hogar.

A través de los años transcurridos desde la institucionalización del ahora adolescente, han dejado de existir las instituciones que determinaron dicha medida: el CONNAF, organismo que probablemente determinó su derivación, cesó en sus funciones a partir de la Ley 26.061 y hubo restructuraciones de competencias en los juzgados de la provincia de Buenos Aires. También ha cambiado en dicho lapso el paradigma de abordaje.

Recientemente surgió la necesidad terapéutica de que Jonathan fuera derivado a otro hogar. Pero, si bien éste se encuentra institucionalizado en una ONG con domicilio en la CABA que actualmente tiene convenio únicamente con la DGNyA, el control de la medida sigue correspondiendo a organismos provinciales. Por lo tanto, la derivación debería hacerse a alguna institución dependiente de ellos, la totalidad de las cuales se ubica a muchos kilómetros de donde el joven ha vivido toda su vida.

Este caso ilustra una situación que ocurre en la CABA aún en la actualidad. El viejo paradigma que guiaba las intervenciones proponía para las instituciones de albergue una función que difiere bastante de la que se plantea actualmente. Sin entrar en detalles acerca del Paradigma de la Situación Irregular, institucionalizaciones de larga data como la aquí comentada pueden pensarse como una de sus características. Es así como adolescentes que se encuentran hoy alojados en instituciones que se rigen por el Paradigma de la Protección Integral sufren aún las consecuencias de intervenciones que se sustentaron en el paradigma anterior.

Por otro lado, se insiste una vez más en la temática de cómo difiere la división político administrativa del AMBA con la utilización real de los servicios, planteándose otro ejemplo más acerca de la vulneración que esto puede producir sobre el derecho de niños, niñas y adolescentes a conservar sus lazos comunitarios.

La multiinstitucionalización como modo de respuesta

Los casos descritos ilustraron escenarios habituales en el contexto de las medidas de institucionalización, así como ciertos problemas generados por el marco normativo e institucional que regula y determina las intervenciones.

Ante la cantidad y heterogeneidad de organismos involucrados en cada proceso singular, resulta casi obvia la necesidad de que los mismos puedan articular sus intervenciones. Sin embargo, según la AGT, una de las principales causas de las vulneraciones a los derechos y garantías de niños, niñas y adolescentes en el marco de las institucionalizaciones tiene que ver con la falta de articulación entre los actores intervinientes (Bottini, 2012). Es posible sostener que, en líneas generales, la posibilidad de que los organismos actúen articuladamente depende más de la voluntad de los profesionales que de la existencia de políticas públicas que lo favorezcan. De esta manera, muchos de los niños, niñas y adolescentes institucionalizados se convierten en objeto de intervención simultánea, aunque disgregada, de un gran número de organismos. Es por ello que en el presente análisis se propone nombrarlas como "abordajes multiinstitucionales".

El término elegido parte de entender lo "multi" como una sumatoria de elementos –ya sean disciplinas, instituciones, sectores– que actúan en paralelo, con escasa coordinación entre ellos. Puede tomarse como referencia lo que plantea Nora Elichiry al definir la multidisciplina: "El enfoque multidisciplinario es aquel caracterizado por una simple yuxtaposición de áreas del conocimiento. (...) La característica de esta perspectiva es su visión atomística de la realidad y un total aislamiento respecto de toda demanda social" (Elichiry, 1987).

Resulta casi obvio plantear que existe una fuerte relación entre el modo de conceptualizar una problemática y la manera en que se opera sobre ella. Intervenir desde lo multi, ya sea en multidisciplina o multisectorialidad, implica considerar al objeto/problema que se aborda como una sumatoria de partes sin relación entre sí. En cambio, intervenir desde la interdisciplina/intersectorialidad supone la concepción de un objeto/problema complejo[4], imposible de compartimentar o atomizar.

Sin embargo, la intervención disgregada de los distintos organismos en los ejemplos de casos planteados no parecería responder únicamente a una toma de posición epistemológica. Parece tener que ver principalmente con las dificultades existentes para trabajar con otros y con el fracaso en la implementación de un verdadero sistema (ya sea de protección integral de los derechos o de atención integral de la salud). Cabe preguntarse cómo condiciona esto la posibilidad de intervenir adecuadamente en cada situación. También es preciso reflexionar sobre sus efectos en la subjetividad de quienes, al ser objeto de dichos abordajes, se constituyen como niños, niñas y adolescentes multiinstitucionalizados.

Vale aclarar que la crítica que se realiza aquí a los abordajes multiinstitucionales no implica de ninguna manera desconocer la necesidad de intervenir entre más de uno (más de un profesional, más de una disciplina, más de un organismo) ante la complejidad y la dificultad con que se presentan las problemáticas. Tampoco se niega la necesidad de la supervisión de las institucionalizaciones por parte de organismos externos. Sólo se plantea que, ante la ausencia de articulación entre los diversos entes intervinientes, se termina desembocando en la fragmentación.

Hacia la conformación de un verdadero sistema

A lo largo de este escrito se ha intentado describir cierta modalidad en que suelen abordarse actualmente las problemáticas complejas en la infancia, a la que se propuso denominar "multiinstitucional". Sus características, así como las del marco institucional en que se inserta, complejizan el proceso salud-enfermedad-atención/cuidado de cierto grupo de niños, niñas y adolescentes en situación de vulneración de derechos, en formas que deben ser estudiadas en profundidad.

A modo de síntesis de lo aquí trabajado, podrían retomarse algunas cuestiones que pueden atribuirse a las intervenciones multiinstitucionales:

- La dificultad para sostener en el tiempo las estrategias de intervención;
- la vulneración del derecho al sostenimiento de los vínculos comunitarios que implican los múltiples traslados y derivaciones;
- la repetida interrupción en los vínculos terapéuticos que pudieran ir estableciéndose;
- la superposición de profesionales e instituciones interviniendo simultánea y desarticuladamente, incluso, en ciertos casos, desde paradigmas antagónicos.

Recientemente hubo experiencias valiosas, como la llevada adelante por el Programa de Atención Comunitaria para niños con trastornos mentales severos (Barcala, Torricelli y Álvarez Zunino, 2008) que, en la búsqueda de desarrollar modos de intervención eficaces y respetuosos de los derechos, han intentado fortalecer la articulación intersectorial en el abordaje de las problemáticas complejas en la infancia. Sin embargo, esto ha surgido más como una iniciativa de cierto grupo de profesionales que como línea directriz de la política pública en la materia.

Actualmente, el entramado institucional que según derecho debería constituirse como sistema (tanto en relación con la protección integral de los derechos de niños, niñas y adolescentes, como con la atención integral de la salud) carece de cuestiones fundamentales, esto es, de una adecuada distribución geográfica de los efectores, de una ajustada articulación en red de los organismos que lo componen y de un equilibrado reparto de los recursos entre las distintas etapas de abordaje de las problemáticas. A modo de ejemplo, existe una sobrecarga de organismos que trabajan en el control de las internaciones en comparación con los que se ocupan de la implementación y seguimiento de las externaciones.

La situación es compleja y requiere ser abordada en distintos niveles: desde la gestión y planificación resulta necesaria la implementación de políticas que consoliden la conformación de un verdadero sistema; por parte de los profesionales que trabajamos cotidianamente en la atención de este grupo, deviene imprescindible nuestra disposición para trabajar con otros en la búsqueda de modos de alojamiento para cada uno de los niños, niñas y adolescentes cuyos derechos continúan siendo vulnerados.

NOTAS

1. Este capítulo es una versión actualizada del artículo "Vulneración de derechos en la infancia: la "multi-institucionalización" como modalidad de abordaje", publicado en la revista *Salud Mental y Comunidad*, de la Universidad Nacional de Lanús, año 3, N°3, diciembre.
2. Se deja por fuera del análisis la situación de los adolescentes en conflicto con la ley penal porque presenta especificidades que deben ser desarrolladas detenidamente y exceden las posibilidades de este texto. No obstante, muchos de los planteos que se realizan son aplicables también a ese subgrupo particular de adolescentes institucionalizados.
3. Mediante el concepto de desafiliación, Castel (1991) describe la situación de personas y colectivos que se encuentran sufriendo una doble vulnerabilidad, es decir, tanto la insuficiencia de sus recursos materiales como la labilización de su tejido relacional.
4. En relación con el concepto de complejidad, nos guiamos por los planteamientos de Rolando García (1986) a propósito de los sistemas complejos. Según el autor, dichos sistemas son producidos por la confluencia de múltiples procesos cuyas interrelaciones constituyen una estructura que funciona como una totalidad organizada. Sus principales características son su heterogeneidad y la interdefinibilidad y mutua dependencia que adquieren sus elementos dentro del sistema total.

Epílogo

Cambiar el mundo

A lo largo de los capítulos que componen este libro se ha hecho foco en diversas prácticas con que los profesionales y servicios de Salud Mental solemos dar respuestas al sufrimiento de los niños, niñas y adolescentes que nos consultan. Se ha intentado fundamentar así la imperiosa necesidad de modificar muchas de ellas, es decir, de instituir nuevos modos de abordar los padecimientos. Ello implica un gran desafío para quienes nos desempeñamos en este campo.

Sin embargo, antes de concluir, quisiéramos llamar la atención sobre una situación que es posible observar en muchos profesionales que se desempeñan en servicios estatales de Salud Mental. Se trata de la aparición del desgano y el desinterés por una tarea en la que antes solían encontrar motivación y deseo; de la merma en su creatividad y su ímpetu instituyente. Esto suele acompañarse de la premisa de que ante los obstáculos que se encuentran en la práctica, nada nuevo puede producirse. Es particularmente llamativo que esta situación afecte incluso a muchos profesionales en formación, ya que se trata de un grupo que suele tener mayores posibilidades de ubicarse en las instituciones como un "reservorio" de prácticas y concepciones novedosas.

Podría plantearse así que muchos servicios –e incluso residencias– de Salud Mental se estarían transformando en lo que Gilles Deleuze y Felix Guattari denominaron "aparatos de captura". Según Daniel Ferioli (2015), este concepto no debe reducirse únicamente a los aparatos formales como el Estado, sino que se encuentra funcionando en las relaciones sociales cada vez que la máquina deseante y el devenir se estancan y se quedan sin geografías respirables. Cierto agenciamiento se convierte así en un aparato, un laberinto o un agujero negro del cual puede ser muy difícil salir, que ya no produce nada y chupa todo lo que se intenta producir (Ferioli, 2015).

Plantearemos como hipótesis que esta situación tiene lugar en una coyuntura que consiste en el encuentro de los profesionales con tres (supuestos) imposibles de cambiar: la realidad de los pacientes, la realidad social y la realidad institucional. Esto los enfrenta con una sensación de impotencia que termina vaciando de sentido la tarea e identidad profesional y lleva, como salidas más habituales, a la "fuga", al *burnout* y/o a la burocratización.

¿Será posible, en una coyuntura semejante, (re)instaurar a los servicios y residencias de Salud Mental como maquinarias deseantes?

Realidad social, institucional y de los pacientes: ¿imposibles de modificar?

Se ha hecho hincapié, anteriormente, en lo difícil que está siendo para los servicios y profesionales de Salud Mental abordar muchas de las demandas que debemos enfrentar en la actualidad. En particular, cuando se trata de modalidades de presentación del sufrimiento en las que los cuadros psicopatológicos se imbrican con condiciones de profunda vulneración socioeconómica.

Si bien es necesario adecuar las prácticas y la formación profesional a este nuevo escenario (Galende, 1997), también es preciso poner el foco en la experiencia subjetiva de quienes deben dar respuestas a esta realidad. Cuando se habla del incremento de la incidencia de problemáticas complejas, de lo que se trata, entre otras cosas, es de que los profesionales se deben enfrentar con mayor frecuencia a situaciones de muy difícil modificación, que no sólo los cuestionan en sus métodos y su formación sino también en su posibilidad de incidir en la realidad de los pacientes que los consultan. Como se desarrolló en el primer capítulo, referido a los casos sociales, muchos profesionales se enfrentan así con la evidencia de que un creciente número de consultas resultan imposibles de resolver desde el nivel de intervención individual –o a lo sumo familiar– en que se ubican sus prácticas.

En este sentido, se hacía referencia a Franco Basaglia y Franca Basaglia Ongaro (1987), que sostienen la imposibilidad de abordar ciertas problemáticas si se las considera como fenómenos aislados o anomalías individuales. Estos autores plantean la necesidad, en estos casos, de afrontar la estructura social en que dichas problemáticas se fundan.

Se proponía que una vía posible para incidir, desde nuestro rol de profesionales de la salud, en la estructura social del padecimiento consiste en dar testimonio a partir de nuestros conceptos y herramientas científicas de las implicancias que tiene el actual modo de organización político-social en la vida de los sujetos que atendemos.

Ahora bien, más allá de poder aislar las relaciones que existen entre las condiciones sociales actuales y las graves problemáticas que observamos cotidianamente en la clínica, ¿cuánto confiamos en que las primeras puedan llegar a modificarse? Es posible que bastante poco, aunque no se trata de una desesperanza exclusiva de los profesionales de Salud Mental.

Si en otros momentos de la historia existían múltiples movimientos que proclamaban un cambio en la estructura de la sociedad, hoy en día en nuestro país –terrorismo de Estado y neoliberalismo mediante– existe un descreimiento bastante generalizado en que ciertas cosas puedan llegar a modificarse. Y, más aún, en la propia potencia para poder cambiarlas.

Recapitulando: si hemos ubicado en la estructura social las condiciones de producción de muchas de las problemáticas con que nos enfrentamos día a día y, a su vez, no existen actualmente discursos de gran pregnancia que planteen la modificación de la estructura social como algo posible, la frustración e impotencia se elevan exponencialmente para quienes se inclinan por esta profesión con la esperanza de "poder cambiar algo".

Analizando, por último, la relación con el marco institucional en el que desempeñamos nuestro trabajo, es pertinente preguntarse cómo vemos las instituciones en las que trabajamos los profesionales de Salud y, particularmente, cuán activos nos consideramos en relación con las características que tienen y con respecto a su devenir.

Existe una rica tradición institucionalista en la Salud Mental argentina cuyo objeto de abordaje son las instituciones mismas y el sufrimiento que éstas pueden llegar a producir. Quizás sea Fernando Ulloa su principal exponente, con conceptos de gran agudeza y originalidad tales como el de encerrona trágica o el de cultura de la mortificación. La apuesta de los llamados "analistas institucionales", así como la de quienes los convocan a sus instituciones, es rescatar la potencia instituyente de los sujetos y los colectivos. Se proponen, de esta manera, instituir organizaciones que puedan ser reales promotoras de salud, tanto para los usuarios como para los trabajadores.

Sin embargo, se puede percibir que en la actualidad las instituciones se han convertido para un gran número de profesionales en otro (supuesto) imposible de cambiar. Según lo describe Hugo Spinelli:

> En los cotidianos de las organizaciones de salud se asiste a una realidad constituida, en general, por una profunda desazón por parte de sus trabajadores sobre el futuro de las mismas. De allí que, en los relatos, la única solución posible sea "la de poner una bomba" ya que los cambios son percibidos como imposibles (Spinelli, 2010).

Resulta inevitable relacionar esta situación con lo que describe Ulloa (1999) bajo el concepto de cultura de la mortificación. Plantea el autor que en las instituciones y colectivos donde ésta se instala, los sujetos no se constituyen como hacedores de la cultura sino, más bien, como enrarecidas hechuras de ella, predominando así un ánimo mortecino, apagado.

En esta coyuntura, resulta verdaderamente importante que podamos, al menos, formularnos algunas preguntas: ¿son todas las instituciones igualmente productoras de malestar? ¿Han existido en los últimos tiempos intentos más o menos exitosos de cambiar las instituciones "desde adentro"?

Salidas

Podrían describirse tres salidas que, con un alto costo para sí mismos y los usuarios, suelen adoptar los profesionales de la Salud Mental que se enfrentan a la encerrona que se viene analizando. Una de ellas es la fuga, literalmente hablando; es decir, el abandono de la institución, del trabajo en lo público e incluso, en algunos casos, de la profesión misma.

Otra posibilidad es adquirir el síndrome de *burnout*. Se trata de una entidad clínica considerada propia de los profesionales que desarrollan tareas de cuidado. Suele describirse como una respuesta a un estrés emocional crónico cuyos rasgos principales son el agotamiento físico y psicológico, una actitud fría y despersonalizada en relación con los demás y un sentimiento de inadecuación a las tareas a realizar (Zaldúa, 2000). Si se tiene la precaución de no caer en un reduccionismo psicologizante respecto de las causas de dicho malestar, se trata de una descripción bastante útil para plantear el problema que aquí se analiza.

Una tercera opción es adoptar para la práctica cotidiana la posición definida en el segundo capítulo de este libro como "función burocrática". Dicha posición se observa en la decisión de muchos profesionales de limitar su práctica al ejercicio de un cargo o al desempeño de un funcionario, es decir, poner el eje de su práctica en la resolución del problema que la demanda del paciente les provoca a ellos mismos (o a la institución en la que trabajan), sin comprometerse más que formalmente con la resolución de la problemática de los sujetos que los consultan.

Habría una cuarta opción que, a diferencia de las anteriores, podría ser generadora de salud mental: sería el intento de transformar las prácticas productoras de padecimiento; es decir, que los profesionales nos convirtamos en actores dentro de las instituciones y, por ende, dentro de la sociedad. Sin embargo, actualmente, esto no parece ser lo más frecuente en los servicios de Salud Mental.

El sentido de la formación

Tal como se planteó anteriormente, los profesionales en formación –es decir, los residentes y concurrentes– poseen condiciones que les facilitan constituirse dentro de las instituciones como un grupo con gran capital instituyente: suelen ser portadores de cierta frescura, propia de quien no está todavía tan inmerso en la cultura institucional, así como también de un fuerte deseo por la tarea en la cual están dando sus primeros pasos.

Sin embargo, parece ser que actualmente algo de esto estaría declinando. Así lo expresa en primera persona Paula Dombrovsky, a través de un trabajo publicado en la revista *Clepios*, de profesionales en formación en Salud Mental:

> Soñamos y fantaseamos con nuestra circulación por el hospital, nuestros encuentros con pacientes, discusiones con otros profesionales, nuestra identidad de residentes. Pero cuando llegamos, cuando tenemos ese tiempo y espacio tan ansiado y por el que tanto luchamos, nos dejamos arrasar por la desvalorización de esas horas, por el descuido de ese espacio y fundamentalmente de nuestra función pública. Se nos vuelve todo ajeno, impuesto, como algo de lo que deberíamos sustraernos sabiendo sortear los controles formales que lo sostienen. Nos evadimos de eso que ganamos, escapamos a la posibilidad de ser, de desplegar nuestra potencia (Dombrovsky, 2013).

Resulta importante indagar y analizar los caminos que podrían estar conduciendo a muchos residentes y concurrentes desde la inicial euforia por haber logrado “entrar” al hospital hacia una situación semejante.

Retomando lo planteado sobre los (supuestos) imposibles de modificar: si un joven profesional no cree ser capaz de obtener con sus acciones una incidencia real en la salud pública; si al poco tiempo de incluirse en las instituciones llega a considerar que nada de lo que haga puede lograr una real transformación en ellas; si el "caso por caso" se parece más a manotazos de ahogado que a una lucha paciente y tenaz por modificar la realidad, parecería que, en este contexto, lo único que logra motivar a los profesionales en formación es su deseo de "formarse". Pero, ¿formarse para qué?, ¿con qué objetivo? Y, principalmente, ¿con qué sentido?

Un fragmento de la genial Silvia Bleichmar aporta luz respecto del sentido de la formación en salud mental:

> Decirle a un ser humano que tiene que estudiar porque está trabajando para tener trabajo es contradictorio con darle un sentido a la vida. Porque lo que le estamos diciendo es que su vida sólo vale para ser conservada en sí misma, y no para producir algo diferente. Si a un ser humano le decimos que lo único que importa de todo lo que está haciendo ahora es prepararse para seguir viviendo, estamos hablándole a un esclavo y no a un ser humano. Los seres humanos tienen que sentir que lo que hacen tiene algún sentido que excede a la autoconservación. No se le puede plantear a un ser humano que el sentido de su vida está en ganarse la subsistencia, porque eso no es el sentido de ninguna vida (Bleichmar, 2008).

Así pues, si muchas personas no creen ser capaces de producir algo diferente ¿cuál es el sentido de ser profesionales en formación? ¿Trabajamos y nos formamos únicamente para seguir teniendo trabajo, sin importarnos ser funcionales a un sistema que produce tanto sufrimiento? ¿Qué consecuencias tiene ello en nuestra salud mental?

En este punto, nuestra situación se sumerge en una cuestión más general, descrita por Karl Marx como la alienación en el trabajo, que cobra ciertas características particulares en el campo de la salud. Esta conceptualización es retomada por Spinelli, quien propone aplicarla a la situación de los trabajadores de la salud:

> La alienación expresa la pérdida del "para qué" y el "por qué" del trabajo. Significa no tener una historia donde reflejarse, ni tampoco horizontes de sentidos. (...) La alienación en los trabajadores se expresa de diferentes maneras: en la pérdida de vínculos con la organización (no siente pertenecer, ni que le pertenezca); con el trabajo (pierde el significado y el sentido de lo que hacen); con los equipos (no hay identidad) y con los usuarios (no construye vínculos). Esto no es gratuito y tiene sus consecuencias en la salud de los trabajadores de la salud, tema tabú al interior de las organizaciones (Spinelli, 2010).

Ante este panorama, aparentemente desolador, resulta importante recordar que el mismo Marx, en *El Capital*, destaca que el trabajo, si bien puede ser motivo de alienación, también lo es de "construcción del trabajador" (léase también subjetivación), en la medida que con su trabajo pueda transformar la realidad y en dicho proceso transformarse a sí mismo.

CAMBIAR EL MUNDO

> *Llamamos (...) "sana" a una conducta que (...), como la neurosis, no desmiente la realidad pero, como la psicosis, se empeña en modificarla. Esta conducta adecuada a fines, normal, lleva naturalmente a efectuar un trabajo que opere sobre el mundo exterior, y no se conforma, como la psicosis, con producir alteraciones internas; ya no es autoplástica, sino aloplástica.*
>
> **Sigmund Freud**, 1979.

En este párrafo, Freud ofrece una interesante definición de la salud (casi marxista), diferenciándola tanto de la psicosis como de la neurosis: según él, las conductas "saludables" son las que se empeñan en modificar la realidad operando sobre el mundo exterior.

Si se articula con esto otra puntualización freudiana sobre la salud, mucho más popular, que la define como la capacidad de amar y trabajar, queda claro que, en esta última, no se trata de la capacidad de trabajar en el sentido alienante de cumplir con la demanda de un Otro para poder sobrevivir, sino en el sentido deseante de poner en práctica toda la potencia transformadora de la realidad que posee el ser humano. En caso contrario, el trabajo, y también nuestro trabajo, termina siendo un puro gasto que, a modo del *burnout* o incluso de la neurastenia freudiana, sólo puede retornar a quienes lo practicamos como agotamiento físico y anímico.

Luego de este recorrido, quizás se encuentre algún sentido a la idea de apelar a la vieja consigna, tal vez un poco en desuso por estos días, con la que se tituló este epílogo. Es decir, que la única salida ante la situación problemática descrita consiste en proponernos cambiar el mundo.

Vale aclarar que no se plantea entender esta frase como un mandato superyoico, sino más bien como un significante de nuestra potencia. No adoptarla como un imperativo moral, sino como algo que necesitamos hacer los profesionales de la Salud Mental, antes que nadie, por nosotros mismos. Mucho menos como un ideal inalcanzable y paralizante; no se trata de revolucionar el mundo entero, pero tampoco de resignarnos a ser intrascendentes en nuestro pequeño mundo ni en el de quien está al lado. Quizás nos animemos, luego, a ir un poco más allá.

Sólo así recuperaremos la alegría en nuestra tarea que, tal como la define Baruch Spinoza, no es otra cosa que el aumento de nuestra potencia de obrar. Es cierto que no se trata de algo fácil, pero es absolutamente necesario no claudicar ante la impotencia. Así lo plantea, con gran poesía, Raúl Scalabrini Ortiz:

> Desalojemos de nuestra inteligencia la idea de la facilidad. No es tarea fácil la que hemos acometido. Pero tampoco es tarea ingrata. Luchar por un alto fin es el goce mayor que se ofrece a la perspectiva del hombre. Luchar es, en cierta manera, sinónimo de vivir. Se lucha con la gleba para extraer un puñado de trigo. Se lucha con el mar para transportar de un extremo a otro del planeta mercaderías y ansiedades. Se lucha con la pluma. Se lucha con la espada. El que no lucha, se estanca, como el agua. El que se estanca se pudre (citado en Spinelli, 2010).

Bibliografía

Agamben, G. (2007). *Infancia e historia*. Buenos Aires: Adriana Hidalgo.

Alvesson, M. y Sköldberg K. (2000). "Reflexive Methodologies-New Vistas for Qualitative Research". En *Sage Publications*, Londres (traducción propia).

Atlas Ambiental de Buenos Aires (2010). Disponible en http://www.atlasdebuenosaires.gov.ar [última consulta, enero de 2016].

Augsburger, A. C. (2004). "La inclusión del sufrimiento psíquico: un desafío para la epidemiología", en *Psicologia & Sociedade*, vol. 16, N° 2 Porto Alegre May/Aug. 2004 ISSN 0102-7182.

Barcala, A. (2011). "El impacto de las políticas neoliberales de los '90 en el ámbito de la salud mental". En En Benasayag, L. y Dueñas, G. (comp.), *Invención de enfermedades. Traiciones a la salud y la educación. La medicalización de la vida contemporánea*. Buenos Aires: Noveduc.

Barcala, A., Torricelli, F., Álvarez Zunino, P., Bianchi, V. y Ynoub, R. (2003). "Niños/as con trastornos psicopatológicos graves: representaciones sociales de los profesionales de salud mental que trabajan en los servicios de salud pertenecientes al GCBA". Presentación, *Primeras Jornadas sobre Representaciones Sociales. Investigación y Prácticas*, UBA. Comp.: M. T. Lodieu/H. Scaglia, MSPS-Integración.

Barcala, A., Torricelli, F. y Álvarez Zunino, P. (2008). "Programa de Atención Comunitaria a Niños/as y Adolescentes con Trastornos Mentales Severos: Una construcción que articula la experiencia clínica, la investigación académica y su transferencia al sistema sanitario". Publicación Premio Facultad de Psicología UBA 2008.

Basaglia, F. y Basaglia Ongaro, F. (1987). "Los crímenes de la paz". En *Los crímenes de la paz. Investigación sobre los intelectuales y los técnicos como servidores de la opresión.* México: Siglo XXI.

Berger, P. y Luckmann, T. (1968). *La construcción social de la realidad.* Buenos Aires: Amorrortu.

Berrios, G. (2011). *Hacia una nueva epistemología de la Psiquiatría.* Buenos Aires: Polemos.

Bleichmar, S. (2008). *Violencia social - violencia escolar. De la puesta de límites a la construcción de legalidades.* Buenos Aires: Noveduc.

Bleichmar, S. (2011). "Premisas de constitución de la ética en el sujeto psíquico". En *La construcción del sujeto ético.* Buenos Aires: Paidós.

Bottini, M. C. (2012). *Puertas adentro - La política de institucionalización de niños, niñas y adolescentes en la Ciudad de Buenos Aires 2007-2011.* Buenos Aires: Eudeba. Disponible en http://mptutelar.gob.ar/sites/default/files/2012.04.11PuertasAdentroFINAL.pdf [última visita, marzo de 2016].

Castel, R. (1987). "La contradicción psiquiátrica". En Basaglia, F. y Basaglia Ongaro, F. *Los crímenes de la paz. Investigación sobre los intelectuales y los técnicos como servidores de la opresión.* México: Siglo XXI.

Castel, R. (1991). "Los desafiliados: la precariedad del trabajo y la vulnerabilidad relacional", en revista *Topía*, año 1, N° 3, Buenos Aires.

Chardón, M. C. y Scarímbolo, G. (2011). "En busca de nuevas categorías para pensar en salud. El cuidado y sus transformaciones". En Blasco, M. *Salud pública, prácticas integrales de cuidado y su construcción social.* Bernal: Universidad Nacional de Quilmes.

Cohen, S. (1985). *Visiones del control social.* Barcelona: PPU.

Comes, Y. y Fures, N. (2012). "Estudio comparativo de las desigualdades sociales en la mortalidad infantil en el Área Metropolitana de Buenos Aires - Año 2011", en *Epidemiología y salud* (1)1:6-10, mayo, p. 6. Disponible en http://www.siicsalud.com/pdf/epidemiologia_salud_1_51112.pdf [última visita, marzo de 2016].

Conrad, P. (1982). "Sobre la medicalización de la anormalidad y el control social". En Ingleby. D. (ed.), *Psiquiatría crítica: la política de la salud mental.* Barcelona: Crítica-Grijalbo.

CSJN (2005). Corte Suprema de Justicia de la Nación. Colección Fallos, t. 328.

De la Barra, F. y García, R. (2009). "Hospitalización psiquiátrica de niños y adolescentes I: Revisión de la literatura", en *Revista chilena de neuropsiquiatría*, vol. 47, N° 3, septiembre, pp. 228-237. Disponible en <http://www.redalyc.org/articulo.oa?id=331527717008> [última consulta: agosto de 2015].

Derrida, J. y Dufourmantelle, A. (2000). *La Hospitalidad.* Buenos Aires: De la Flor.

Dombrovsky, P. (2013). "Tiempo de actuar". En *Clepios*, vol. XIX, N° 1, marzo-junio.

Dufourmantelle, A. (2000). "A. D. - Invitación". En Derrida J. y Dufourmantelle, A. *La Hospitalidad*. Buenos Aires: De la Flor.

Elichiry, N. (1987). "La importancia de la articulación interdisciplinaria para el desarrollo de metodologías transdisciplinarias". En Elichiry, N. (comp.), *El niño y la escuela. Reflexiones sobre lo obvio*, págs. 333-341. Buenos Aires: Nueva Visión.

Faraone, S., Barcala, A., Torricelli, F., Bianchi, E. y Tamburrino, M. C. (2010). "Medical discourse and marketing strategies of the pharmaceutical industry in the process of medicalization of childhood in Argentina". En *Interface - Comunicação, Saúde, Educação*, vol. 14, N° 34, jul./set.

Ferioli, D. (2015). "Deleuze y la clínica" (en prensa).

Fernández, A. M. (2002). *El campo grupal. Notas para una genealogía*. Buenos Aires: Nueva Visión.

Foucault, M. (1996). *La vida de los hombres infames*. Buenos Aires: Altamira.

Frete, M. B. y K. Fargas (2012). "Intervenciones desde la interdisciplina en un dispositivo de internación infantojuvenil. Una apuesta a la subjetividad". *Presentación, XIX Jornadas de Residentes de Salud Mental de la CABA*, noviembre.

Freud, S. (1979). "La pérdida de realidad en la neurosis y la psicosis". En *Obras completas*, t. XIX. Buenos Aires: Amorrortu.

Fukelman, J. (2001). "La angustia en niños y púberes". En Ramos, P. (comp.), *La angustia, su razón estructural y sus modalidades clínicas*. Publicación del Seminario desarrollado en el Servicio de Psicopatología del Hospital Ramos Mejía. Buenos Aires.

Galeano, E. (1989). "Nochebuena". En *El libro de los abrazos*. Buenos Aires: Siglo XXI.

Galeano, E. (2006). *Patas arriba: La escuela del mundo al revés*. Buenos Aires: Catálogos.

Galende, E. (1997). *De un horizonte incierto. Psicoanálisis y Salud Mental en la sociedad actual*. Buenos Aires: Paidós.

Galende, E. (2008). *Psicofármacos y Salud Mental. La ilusión de no ser*. Buenos Aires: Lugar.

Galende, E. (2015). "Prólogo", en Barcala, A. y Luciani Conde, L. (comp.), *Salud Mental y niñez en la Argentina. Legislaciones, políticas y prácticas*. Buenos Aires: Teseo.

García, R. (1986). "Interdisciplinariedad y Sistemas Complejos". En *Educación en ambiente para el desarrollo sustentable*. Buenos Aires: CTERA.

Goffman, I. (1960). *Estigma. La identidad deteriorada*. Buenos Aires: Amorrortu.

Gómez, P., Regueiro de Giacomi, I., Rodríguez, L. y Spinelli, G. (2011). "Los diagnósticos como forma de discriminación. Los dispositivos para la externación de las personas menores de edad internadas por razones de salud mental en la ciudad de Buenos Aires". En *Panorámicas de Salud Mental. A un año de la sanción de la Ley Nacional N° 26.657*. Comp. Asesoría General Tutelar de la CABA. Buenos Aires: Eudeba. Disponible en http://asesoriatutelar.com.ar/materialdeinteres/documentos/07_PUBLI

CACIONES/7_1_Coleccion_De_Incapaces_a_Sujetos_de_Derechos/07_Dialogo_abierto.pdf [última visita, marzo de 2016].

Heller, A. (2011). "On the concept of care". En Pinheiro, R., Gomes da Silva, A. *Cidadania no cuidado. O Universal e o común na integralidades das acções de saude.* Rio de Janeiro: CEPESC.

Luciani Conde, L. (2008). "La problematización social de la infancia: las políticas destinadas a la niñez y adolescencia como cuestión de Estado". En Luciani Conde, L. y Barcala, A. (orgs.), *Derechos en la niñez: Políticas públicas y efectivización del derecho a la salud en el contexto de la protección integral.* Buenos Aires: Teseo.

Menéndez, E. (2008). "Modelos de atención de los padecimientos: de exclusiones teóricas y articulaciones prácticas". En Spinelli, H. (comp.), *Salud colectiva.* Buenos Aires: Lugar.

Michalewicz, A. (2011): "Atención en salud mental de los niños, niñas y adolescentes alojados en 'hogares' (ONGs) en la Ciudad de Buenos Aires. Problemáticas complejas e intervenciones posibles a partir de la articulación intersectorial". En *Diálogo abierto acerca del estado de implementación de la Ley nº 26.061*, pp. 49-68. Comp. Asesoría General Tutelar de la CABA. Buenos Aires: Eudeba. Disponible en: http://mptutelar.gob.ar//sites/default/files/07_Dialogo_abierto.pdf [última visita, marzo de 2016].

Michalewicz, A., Obiols, J., Ceriani L. y Stolkiner, A. (2011). "Usuarios de servicios de Salud Mental: del estigma de la internación psiquiátrica a la posibilidad de hablar en nombre propio". *Presentación, III Congreso Internacional de Investigación y Práctica Profesional en Psicología, XVIII Jornadas de Investigación y Séptimo Encuentro de Investigadores del MERCOSUR.* Facultad de Psicología de la UBA, noviembre.

Michalewicz, A., Pierri, C. y Ardila, A. (2015). "Del proceso de salud/enfermedad/atención al proceso salud/enfermedad/cuidado: elementos para su conceptualización". En *Anuario de investigaciones de la Facultad de Psicología*, vol. XXI. Universidad de Buenos Aires.

Musa, L. (2010). "Introducción". En *Redefiniendo el rol del asesor de menores.* Monografías seleccionadas en las XXII Jornadas Nacionales de los Ministerios Públicos. Buenos Aires: Eudeba.

Musa, L. (2012). "Presentación". En E. Blanck (coord.), *Niñez, adolescencia y salud mental de la CABA. Informe anual de gestión del Ministerio Público Tutelar: período 2011.* Buenos Aires: Eudeba.

Musa, L. (2013). *Niñez, adolescencia y salud mental de la CABA - Informe de gestión del Ministerio Público Tutelar: período 2012.* Buenos Aires: Eudeba.

Página/12 (2012). "Hubo un programa de atención comunitaria", 19 de abril. Disponible en: http://www.pagina12.com.ar/diario/psicologia/9-192177-2012-04-19.html [última consulta, marzo de 2016].

Rotelli, F. (1987). "Desinstitucionalización: otra vía (la reforma psiquiátrica italiana en el contexto de la Europa Occidental y de los 'países avanzados')". En *Revista de la Asociación Española de Neuropsiquiatría*, vol. VII, N° 2.

Spinelli, H. (2010). "Las dimensiones del campo de la salud en Argentina". En revista *Salud Colectiva*, vol. 6, N° 3, diciembre. Lanús.

Spitz, R. (1974). *El primer año de vida del niño*. México: Fondo de Cultura Económica.

Spregelburd, R. (2010). "El ocaso del significado". Presentación, TED Río de la Plata. Disponible en: http://www.tedxriodelaplata.org/videos/ocaso-del-significado [última visita, marzo de 2016].

Stolkiner, A. (1988). "Prácticas en Salud Mental". En *Investigación y educación en enfermería*, vol. VI, N° 1, marzo de 1988, Medellín.

Stolkiner, A. (2008). "Accesibilidad y dignidad en la atención en servicios de Salud Mental de Ciudad de Buenos Aires y conurbano bonaerense en el período 2002 -2010: Subjetividad, Representaciones de Derechos y Sistemas de Atención". Proyecto UBACyT P040: Programación 2008-2010.

Stolkiner, A. (2009). "Niños y adolescentes e instituciones de Salud Mental". En Calveyra, S. y De Gemmis, V. (comp.), *Del invento a la herramienta*. Buenos Aires: Polemos.

Stolkiner, A. (2010). "Derechos humanos y derecho a la salud en América Latina: la doble faz de una idea potente" En revista *Medicina social*, vol. 5, N° 1, marzo.

Stolkiner, A. (2011). "¿Qué es escuchar un niño? Escucha y hospitalidad en el cuidado en salud". *Presentación*, III Simposio Internacional sobre patologización de la Infancia, Buenos Aires.

Stolkiner, A. (2013). "¿Qué es escuchar un niño? Escucha y hospitalidad en el cuidado en salud". En Dueñas, G., Kahansky, E. y Silver, R. *La patologización de la Infancia (III) Problemas e intervenciones en las aulas*. Buenos Aires: Noveduc, pp. 71-84.

Ulloa, F. (1995). *Novela clínica psicoanalítica. Historial de una práctica*. Buenos Aires: Paidós.

Ulloa, F. (1999). *Sociedad y crueldad*. Disponible en: http://www.psicomundo.com/foros/egp/sociedad.htm [última consulta, agosto de 2015].

Urtizberea, M. (2007) "Deseos para niños". En diario *La Nación*, 10 de agosto. Disponible en http://www.lanacion.com.ar/933161-deseos-para-ninos [última consulta, febrero de 2016).

Zaldúa, G. (2000). "La salud de los trabajadores de la salud. Estudio del síndrome de *burnout* en hospitales públicos de la CABA". En *Revista del Hospital Materno Infantil Ramón Sardá*, vol. 19, núm. 4, pp. 167-172.

Se terminó de producir
en el mes de agosto de 2016
en Encuadernadora Martínez Esquivel SRL,
Zeballos 1170, Avellaneda.